W0271348

Definition von Barrierefreiheit nach dem Sächsischen Inklusionsgesetz vom 2. Juli 2019:

§ 3 Barrierefreiheit

Barrierefrei sind bauliche und sonstige Anlagen, Verkehrsmittel, technische Gebrauchsgegenstände, Systeme der Informationsverarbeitung, akustische und visuelle Informationsquellen und Kommunikationseinrichtungen sowie andere gestaltete Lebensbereiche, wenn sie für Menschen mit Behinderungen in der allgemein üblichen Weise, ohne besondere Erschwernis und grundsätzlich ohne fremde Hilfe auffindbar, zugänglich und nutzbar sind. Hierbei ist die Nutzung behinderungsbedingt notwendiger Hilfsmittel zulässig.

Impressum:

1. Auflage, Dezember 2020, 7000 Stück

Herausgeber:

Behindertenverband Leipzig e.V.

Bernhard-Göring-Straße 152, 04227 Leipzig

Tel.: 0341 / 30 65 120

E-Mail: lernkoffer@bvl.de

Website: www.behindertenverband-leipzig.de

Illustration: Franziska Höhle

Texte: Franziska Walther

Lektorat: Anette Walther, Isabel Herling, Astrid Oltmann

Fotoquellen: Franziska Höhle / IWDR (S. 59) / Pfeffersport (S. 64)

Druck: FISCHER druck&medien OHG

ISBN: 978-3-9817412-1-6

Vervielfältigungen, auch auszugsweise, sind nur mit Genehmigung und Quellenangabe gestattet.

Spendenkonten des Behindertenverbandes Leipzig e.V.:

Sparkasse Leipzig
BIC: WELADE8LXXX
IBAN: DE04860555921111105940

Hypo Vereinsbank
BIC: HYVEDEMM495
IBAN: DE36860200860008409269

Franziska Höhle & Franziska Walther

Tierisch inklusiv!

Ein Löwe auf Abenteuerreise

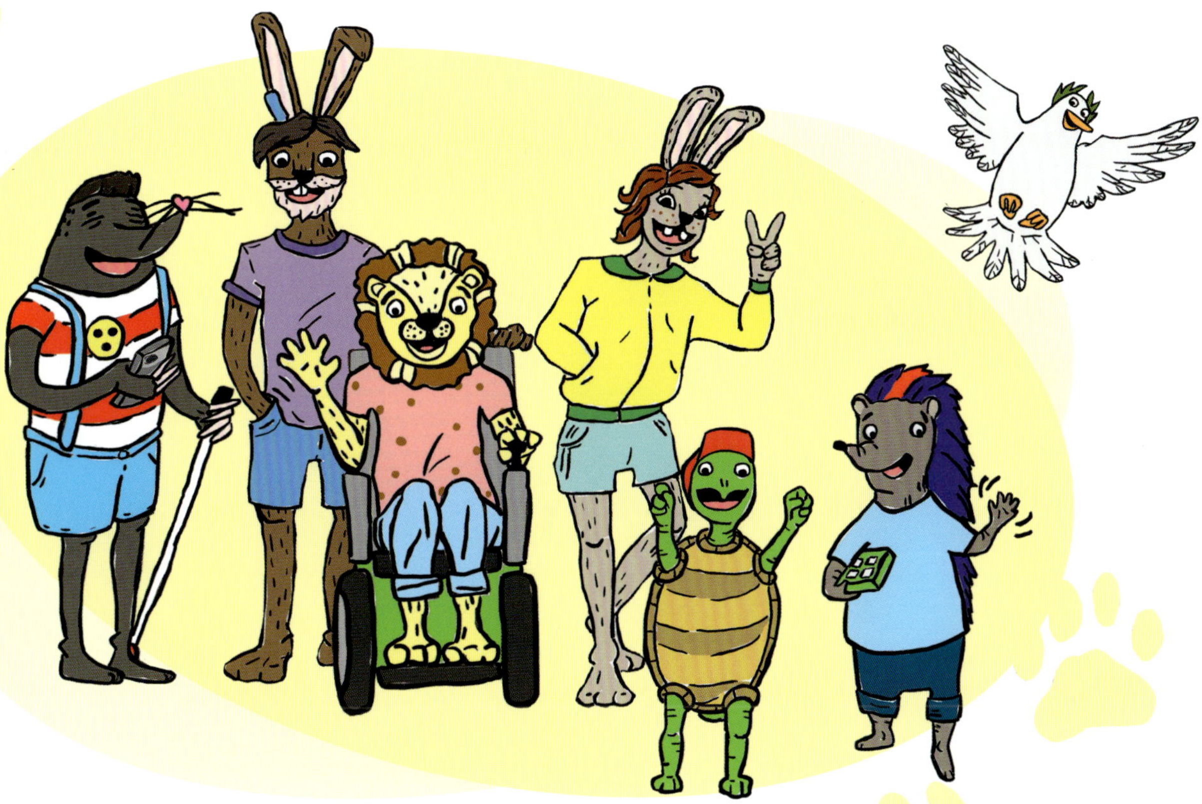

INHALT

Vorwort

Der Behindertenverband Leipzig e.V. setzt sich seit seiner Gründung am 07. April 1990 für die Interessen von Menschen mit Behinderungen ein. Unser Ziel ist die Schaffung von Barrierefreiheit als Voraussetzung für die Entwicklung einer inklusiven Gesellschaft. Kein Mensch sollte aufgrund seiner Behinderung ausgeschlossen werden.

Inklusion beginnt im Kopf. Das vermitteln wir schon den Kleinsten. Wenn Kinder ganz selbstverständlich lernen, dass Menschen vielfältig sind und das positiv bewerten, haben Vorurteile keine Chance.

Der Behindertenverband Leipzig e.V. entwickelt seit 2010 Materialien, die Kinder spielerisch für Themen wie Barrierefreiheit und Inklusion sensibilisieren. Diese sind im Lernkoffer „Barrierefreiheit spielend lernen" zusammengefasst. Sachsenweit kann man ihn an 50 verschiedenen Stationen ausleihen. In diesem Rahmen entstanden bereits zwei Bücher.

Im ersten Band „Der kleine Löwe und seine Freunde" stellt die Hauptfigur Leon sich und seine Freunde vor. Zusammen mit Liesa, Brailli und Eddy erkundet der rollstuhlfahrende Löwe Leipzig. Auch seine Freunde haben verschiedene Behinderungen. Sie untersuchen ihre Heimatstadt auf Barrierefreiheit. Es kommt auch vor, dass sie auf unachtsame und verständnislose Menschen treffen, die Barrieren errichten. Doch unsere Freunde halten zusammen und lösen damit jedes Problem.

Im zweiten Band „Der kleine Löwe und seine Freunde entdecken Sachsen" wird die Reise in unserem Freistaat fortgesetzt. Nun stoßen Borstel und Tobi zur Gruppe hinzu und werden schnell zu Vertrauten.

„Tierisch inklusiv! Ein Löwe auf Abenteuerreise“ ist nun der dritte Band, der von Leon und seinen Freunden erzählt, die inzwischen älter geworden sind. Dieses Mal sind sie deutschlandweit unterwegs und besuchen Bremen, Köln, Trier, München, Berlin und den Hainich im Thüringer Wald.

Und wie der Titel schon sagt: Inklusion spielt eine wichtige Rolle.
Unser Wunsch war es, das auch in der Gestaltung des Buches sichtbar zu machen.

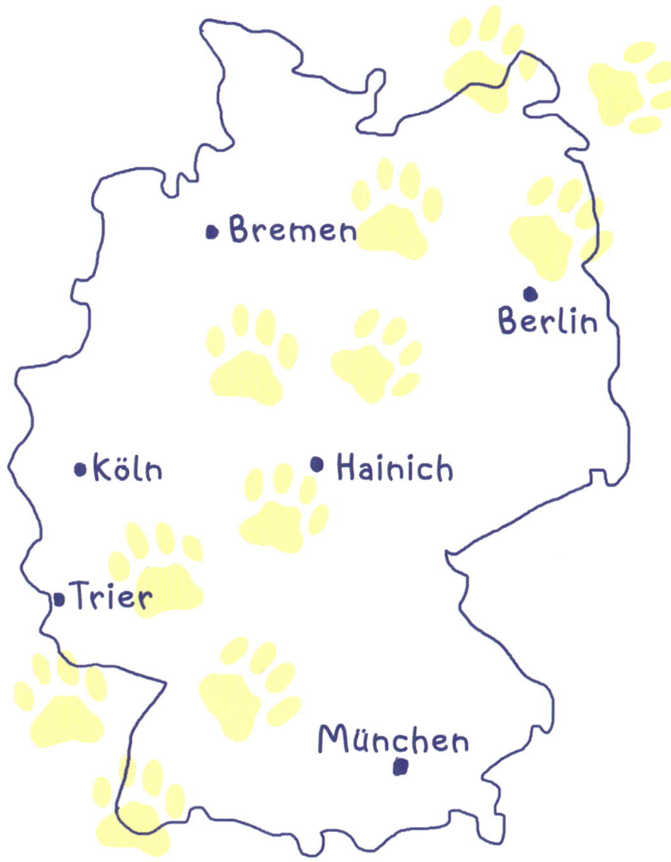

Für die Umsetzung wurde das Projekt „Inklusionsvilla KunterBUND“ ins Leben gerufen. Es handelt sich dabei um eine inklusive Kreativgruppe, in der sich Kinder phantasievoll mit den Themen des Buches auseinandersetzen können.
Ursprünglich waren dafür regelmäßige Treffen im LeipzigZimmer der Stadtbibliothek angedacht.

Allerdings konnte dieser Projektraum aufgrund der Corona-Pandemie nicht geöffnet werden. Die inklusive Kreativarbeit der „Inklusionsvilla KunterBUND“ musste deshalb in anderen Räumlichkeiten stattfinden.

Dadurch sind bereichernde Kooperationen entstanden. Die kreativen Ideen der Kinder flossen mit in die Gestaltung ein. Zusammen mit der Illustratorin haben sie gezeichnet und gebastelt. So waren kleine und große Künstler am Werk, um dem Gedanken der Inklusion auf kreative Weise Gestalt zu verleihen.

Ohne die Kooperationspartner in den verschiedenen Städten und die Förderer wäre dieses Buch nicht möglich gewesen. An dieser Stelle möchten wir uns ganz herzlich für die Unterstützung und die erfolgreiche Zusammenarbeit bedanken. Insbesondere möchten wir den Kindern, die das Projekt mit ihren kreativen Ideen bereichert haben, sowie Frau Höhle und Frau Walther ein herzliches Dankeschön aussprechen.

Liebe Kinder, schaut euch das Buch ganz genau an! Dann werdet ihr die tollen Kinderzeichnungen sofort entdecken. Nun lasst uns mit Löwe Leon und seinen Freunden auf Abenteuerreise gehen. Unser Ziel ist die inklusive Stadt Jubelleben. Eddy hat sich diesen Ort zwar nur ausgedacht, aber mit eurer Hilfe kann er Wirklichkeit werden.

Eine inklusive Gesellschaft kann gelingen, wenn wir es nur wollen und die Voraussetzungen dafür schaffen.

Eure / Ihre

Hannelore Sittner
Vorsitzende

Gunter Jähnig
Geschäftsführer

im Namen des Behindertenverbandes Leipzig e.V. (BVL)

Besuch von einem Ungetüm

Habt ihr so was schon mal erlebt? Letzten Dienstag kam ich nach Hause und unter der Türschwelle brannte Licht. Im Zimmer raschelte etwas und ich hörte ein Pssst und ein Sssscht. War da etwa ein Einbrecher? Mit meinem Rollstuhl fuhr ich ganz nah an die Zimmertür heran und lauschte. Ich nahm all meinen Mut zusammen und stieß sie auf. Plötzlich stand ein riesiges Ungetüm vor mir und ich hörte einen lauten Knall. Dann lag es am Boden und stöhnte und sah gar nicht mehr aus wie ein Ungetüm. Ich erkannte meine Freunde Eddy und Brailli.

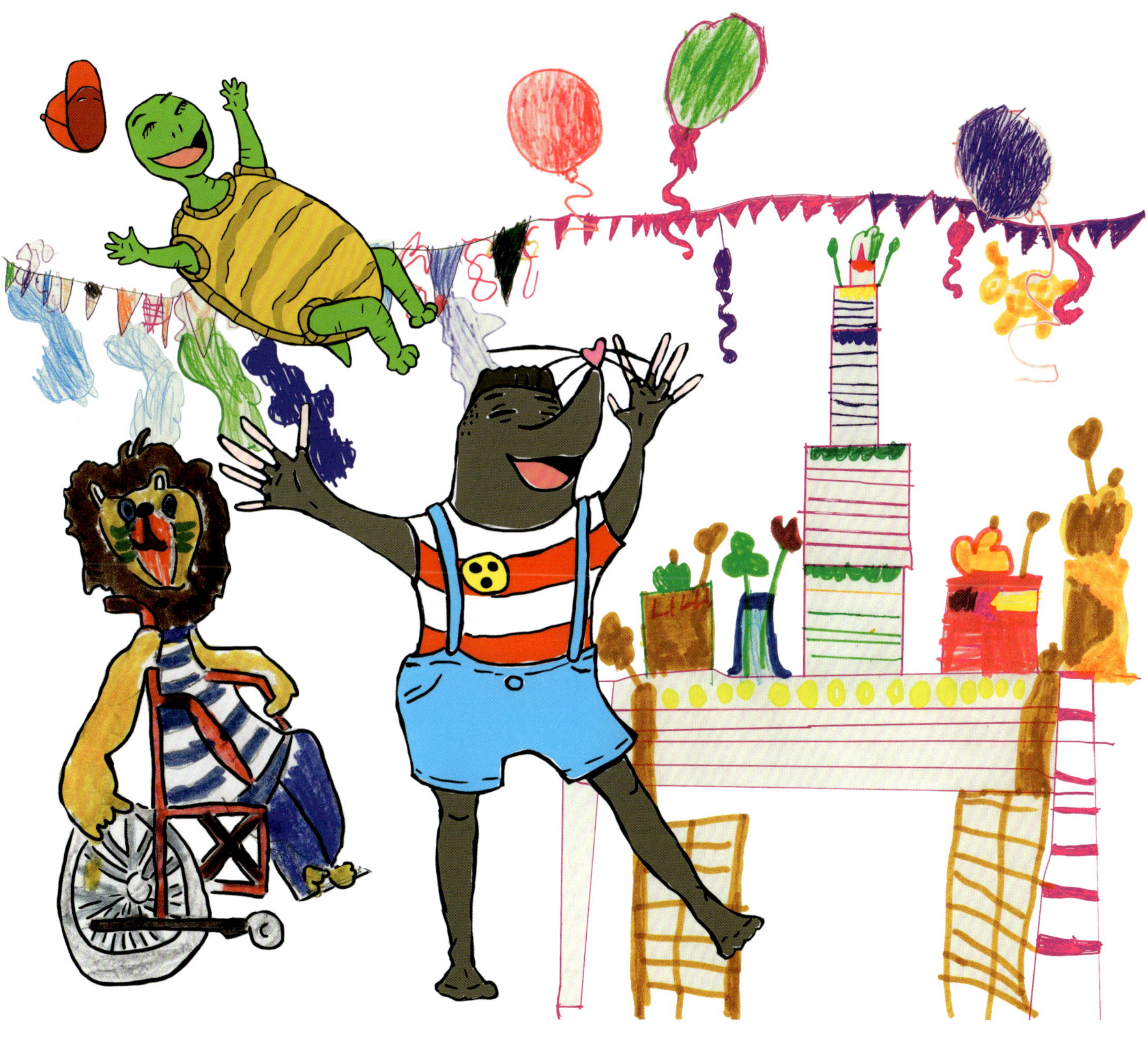

Schildkröte Eddy war auf Braillis Schultern geklettert, um eine Girlande aufzuhängen. Mein Freund Brailli ist ein Maulwurf und er ist blind. Als die Zimmertür aufsprang, erschrak Brailli und geriet ins Taumeln. Dabei fiel Eddy von seinen Schultern und landete in meiner Torte.

Ja, am Dienstag war mein Geburtstag und meine Freunde wollten mich mit einer Party überraschen. Sie hatten sich solche Mühe gegeben: Girlanden und Luftschlangen aufgehängt und die Blumen, die Geschenke und die Torte auf den Tisch gestellt.

Auch wenn es schade um die Torte war, musste ich mir das Lachen verkneifen. Der Anblick war einfach zu komisch! „Wo bleibt mein Geburtstagslied?“, fragte ich in die Runde und sah in verwirrte Gesichter. Dann prustete ich los. Ich musste so lachen, dass ich Tränen in den Augen hatte. Dann lachten meine Freunde auch und Eddy versuchte, sich das Sahnehäubchen von der Nase zu lecken.

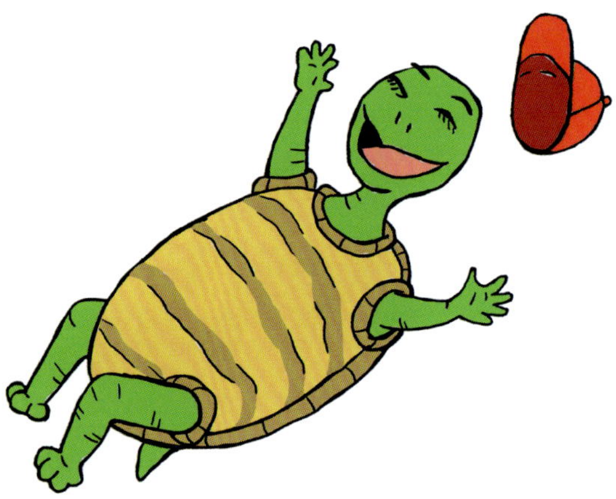

Ich würde sagen, er ist der lustigste Freund, den ich habe. Mit ihm ist immer etwas los. Ach so, er hat eine Lernbehinderung. Das bedeutet, er versteht viele Dinge nicht so schnell. Wenn wir ihm etwas erklären, vergisst er es sehr bald wieder. Deshalb reden wir in kurzen Sätzen mit ihm und benutzen keine komplizierten Wörter. Das nennt man „Leichte Sprache“ und es klappt ganz gut.

Mein Freund Borstel kann gar nicht sprechen, weil er als neugeborener Igel eine Krankheit hatte. Dafür hat er immer seinen Talker dabei.

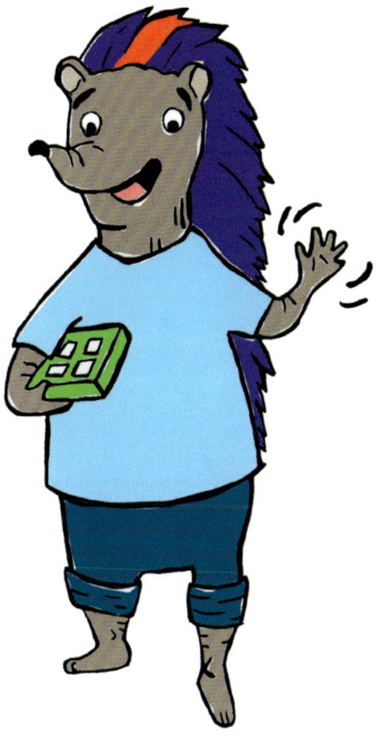

Dieser Computer übernimmt das Sprechen für Borstel. An den Klang des Talkers musste ich mich erst gewöhnen. Jetzt kenne ich Borstel schon eine Weile und er gehört einfach mit dazu.

Dann gibt es noch meine Freundin Liesa. Sie ist ein gehörloses Hasenmädchen. Mit ihr kann man sich am besten unterhalten, wenn man Gebärdensprache kann. Als wir uns kennenlernten, konnte ich das noch nicht. Deshalb haben wir uns Zettel geschrieben. Das war so umständlich!

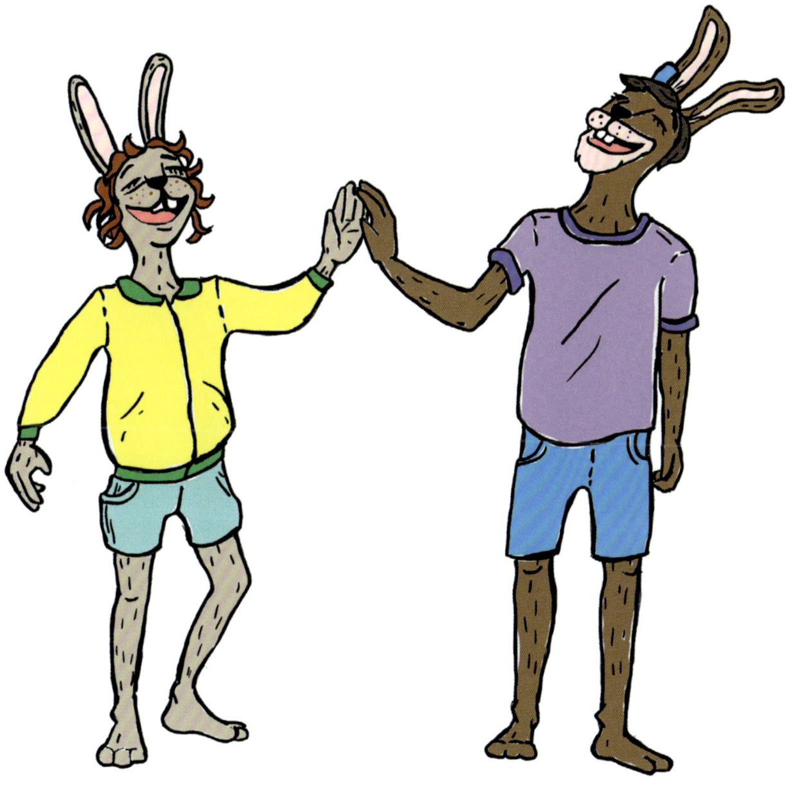

Seit ihr Hasenfreund Tobi mit uns unterwegs ist, geht es viel besser. Er ist schwerhörig und trägt ein Hörgerät. Das heißt, er hört etwas, aber wir müssen laut und deutlich sprechen.

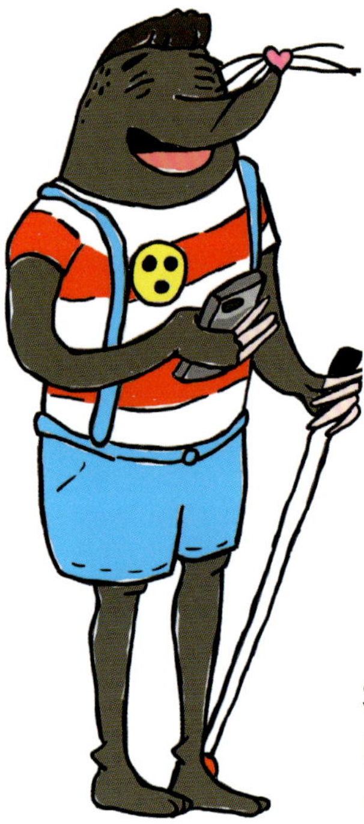

Zum Glück kann er gut gebärden und übersetzt für uns, wenn wir mit Liesa reden wollen. Ich habe auch ein bisschen Gebärdensprache gelernt und kann ein paar einfache Dinge. Um richtig gut zu werden, dauert es aber eine Weile.

Meinen Freund Brailli kenne ich von allen am längsten. Er ist ein blinder Maulwurf und ein richtiger Technik-Profi. Brailli kann super mit seinem Smartphone umgehen und wenn wir Probleme mit unserem Computer haben, fragen wir ihn um Rat.

Jetzt wollt ihr bestimmt wissen, wer das alles erzählt. Ich bin Löwe Leon aus Leipzig und sitze im Rollstuhl. Das hält mich aber nicht davon ab, jede Menge Abenteuer zu erleben.

Das seht ihr ja an meinem Geburtstag. Oder habt ihr schon einmal Geburtstag gefeiert und plötzlich saß jemand in der Torte? Als wir ihre Überreste aßen, sagte Borstel: „Ha – ha! Wie – die – Bremer – Stadt – Musikanten!" „Bremer Stadtmusikanten?", fragte Brailli. „Na, Eddy und du. Ihr saht aufeinandergestapelt aus wie die Bremer Stadtmusikanten", lachte ich. „Aber da fehlen doch noch welche!", bemerkte Brailli und zückte sein Smartphone.

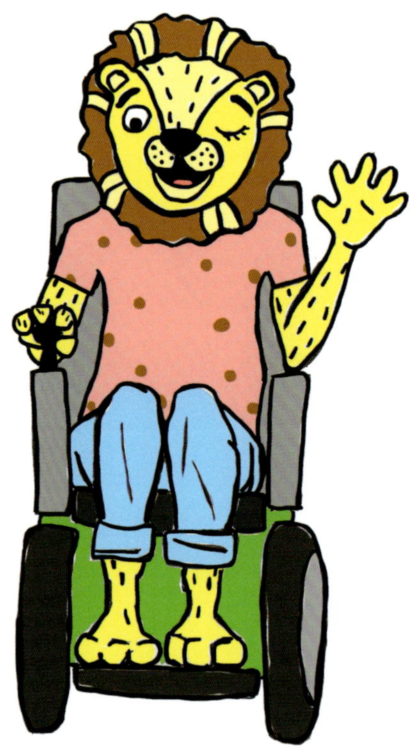

Dann ertönten einige Wortfetzen: „Esl-Hnd-Ktze-Han“. Wir verstanden alle nur Bahnhof. Brailli hatte die Vorlesefunktion superschnell eingestellt.
Ihm macht das nichts aus.

Er bedient das Gerät mit einem Finger und schwuppdiwupp hat er gefunden, was er sucht.
Klar, können wir auch ein Smartphone bedienen.
Aber wir sehen etwas. Brailli nicht. Für ihn ist sein Smartphone ein wichtiges Werkzeug, um sich im Alltag zurechtzufinden.

Weil wir nichts verstanden haben, wiederholt Brailli alles noch mal: „Die Bremer Stadtmusikanten, das sind Esel, Hund, Katze und Hahn. Das Märchen ist von den Brüdern Grimm aus dem Jahr 1819.“

Tobi hatte Liesa alles in Gebärdensprache übersetzt.
Ihre Antwort gab er in Lautsprache an uns weiter:
„Liesa will wissen, wer schon einmal in Bremen war.“
Alle blieben stumm. „Wir sind lange nicht mehr weggefahren“, bemerkte Tobi.

Liesa machte die Gebärde für „weit weg“. Ich freute mich, dass ich es verstanden hatte und übersetzte für alle: „Liesa sagt, dass es weit weg ist.“
„Ei – ne – schö – ne – Stadt“, sagte Borstel. „Ja und nah am Meer, meinte Tobi. „Mhhhm, aber wie kommen wir dahin?“, überlegte ich. „Na, mit dem Schiff!“, rief Eddy. Alle lachten.

Ein Langohr im Norden

An meinem Geburtstag habe ich etwas mit meinen Freunden vereinbart: Jeder sucht sich einen Ort in Deutschland aus. Dort fahren wir alle zusammen hin. Borstel hat sich für Bremen entschieden, weil er die echten Stadtmusikanten sehen will. Die Fahrt wird lange dauern, weil die Stadt im Norden Deutschlands liegt.

Als mich der Fahrdienst vom Behindertenverband zum Hauptbahnhof bringt, bin ich hundemüde. Zum Glück hält mich die Aufregung wach. Als ich am Bahnsteig ankomme, ist die Stimmung heiter. Wir müssen noch eine halbe Stunde auf den Zug warten.

„Spielen wir: ‚Ich sehe was, was du nicht siehst‘?“, fragt Eddy. „Das kann ich als blinder Maulwurf leider nicht mitspielen“, meint Brailli. „Stimmt. Dann eben: ‚Ich rieche was, was du nicht riechst.‘“ Brailli findet die Idee super und fängt gleich an: „Ich rieche was, was du nicht riechst und das riecht knusprig!“ „Bratwurst!,“ ruft Eddy. „Och, das ging viel zu schnell“, finde ich. Wir gönnen uns jeder eine. Außer Tobi und Liesa. Die beiden sind nicht so verrückt auf Bratwurst.

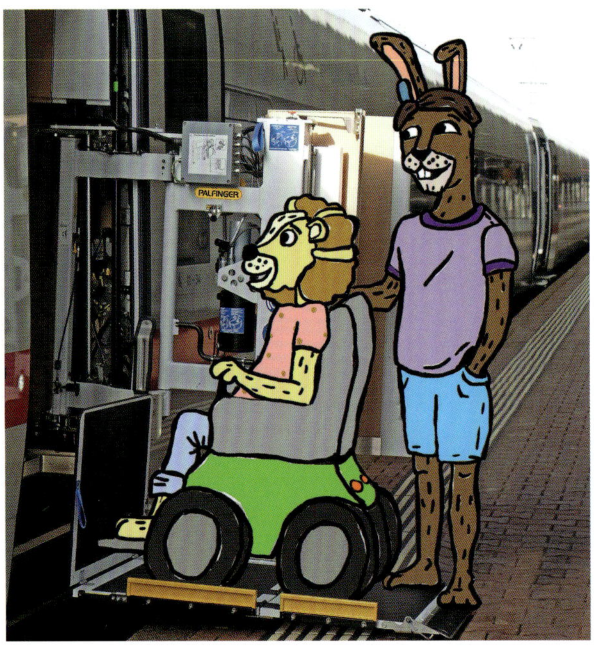

Als wir an den Bahnsteig zurückkommen, ist unser Zug schon da. Ich treffe mich mit dem Begleitservice der Bahn.

Ich brauche nämlich einen Hublift, um in den Zug zu gelangen. Über eine kleine Rampe rolle ich hinauf und werde auf die Höhe des Zugabteils gefahren.

Unsere Plätze sind in einem Teil des Zuges, wo es keine Treppen gibt. So kann ich mich gut mit meinem Rolli bewegen. Während der Fahrt gehen Tobi und Liesa ein wenig auf und ab, Eddy malt und ich schaue aus dem Fenster und erzähle Brailli, was es zu sehen gibt. Borstel ist eingeschlafen. Die letzte Stunde im Zug kämpfen wir alle mit der Müdigkeit. Trotzdem laufen wir in Bremen zu unserer Unterkunft.

Vor Ort erfahren wir, dass der Aufzug kaputt ist. „Wo sollen wir nun hin?“, gebärdet Liesa. „Ihr könnt ja bleiben. Nur für mich müssen wir etwas mit Aufzug finden.“ „Ich finde es besser, wenn wir zusammen sind“, sagt Brailli. „Einer für alle, alle für einen!“, wirft Eddy ein. Tobi behält einen klaren Kopf und sagt, dass wir in die Innenstadt laufen und uns nach anderen Unterkünften umsehen.

Nach einem kurzen Spaziergang sehen wir schon das Alte Rathaus. „Aha“, sagt Eddy, „da sind die Musikanten!“

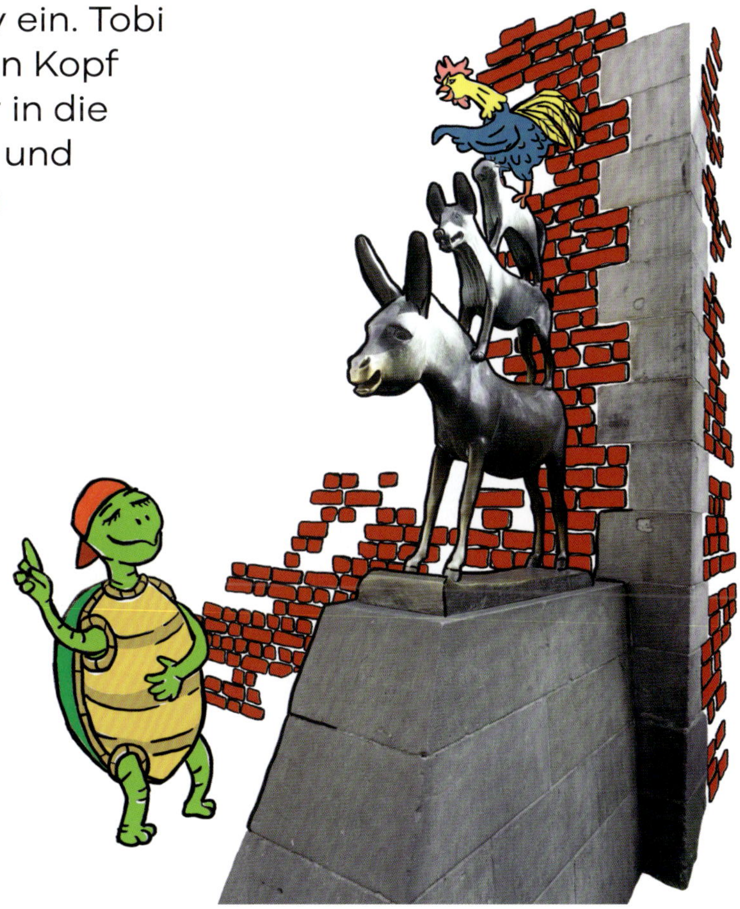

Borstel geht zu einer Skulptur und beäugt sie. „Kl-ein", sagt er. „Stimmt", antworte ich, „auf den Bildern im Internet wirkten sie größer."
„Pah, ich hör wohl nicht recht!", sagt eine Stimme von oben. Der Hahn, der auf dem Rücken der Katze sitzt, hat seinen Kamm aufgestellt und schlägt wild mit den Flügeln.

Die Katze faucht dazu. Im Märchen der Brüder Grimm verjagten die Bremer Stadtmusikanten die Räuber aus einer Waldhütte. Dabei machten sie auch vor Kratzen, Beißen und Treten keinen Halt. Mit denen würde ich mich ungern anlegen.

„Bleibt mal entspannt", grummelt der Hund, „ich kann gar nicht in der Sonne dösen!"

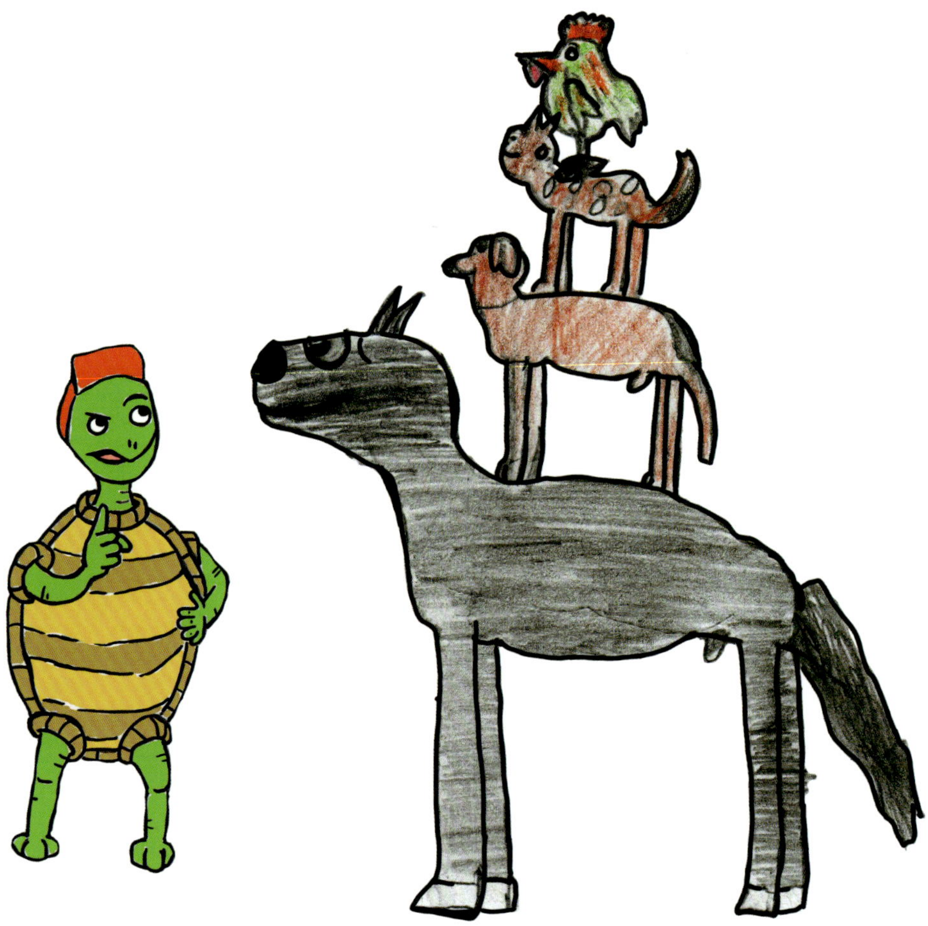

„Das muss geklärt werden!“, keift der Hahn. „Wir sind Berühmtheiten, auch über Bremens Grenzen hinaus! Und was habt ihr für Superkräfte?“ Meine Freunde schauen mich fragend an.

„Also...Superkräfte...na ja...“, stammle ich. „Nun ja“, krächzt der Hahn, „ich sehe hier einen, der nicht laufen kann. Einen, der nicht spricht und einen, der nichts sieht. Zwei mit riesigen Ohren, die nichts hören und einen, der wild umher hüpft!“ Eddy hebt die Hand wie in der Schule.

„Ich bin kein Hüpfer! Ich bin eine Schildkröte! Und meine Freunde können sehr wohl etwas! Leon ist ein toller Freund und mit ihm kann man viele Abenteuer erleben. Tobi weiß immer einen Rat und Liesa kann ganz toll tanzen. Borstel tröstet uns immer und Brailli ist ganz schlau und weiß viel über Computer und so was!“

Der Hahn sagt keinen Mucks mehr. In diesem Moment wissen wir alle, was wir an Eddy so mögen: Er sieht immer das Gute, wenn wir es nicht mehr sehen.

„Dann hätten wir das ja geklärt. Nun zeige ich euch die Stadt“, sagt der Esel und setzt sich langsam in Bewegung. „Sollen wir mitgehen?“, flüstert Brailli mir zu. Ich stupse meinen Freund in die Seite und es geht los. Die anderen folgen uns.

Wir schlendern am Alten Rathaus vorbei. Die Fassade ist wunderschön gestaltet. Wir sehen ein paar Nackedeis, die sich an den Wänden hochwinden. Eddy entdeckt sogar einen Drachen. "So, Brailli“, sagt der Esel, „du kannst unseren Marktplatz zwar nicht sehen, aber fühlen.“

Der Esel schiebt unseren Freund zu einem Tastmodell für Blinde, das die Altstadt Bremens zeigt. Es wurde mit Brailleschrift versehen. Diese erhabenen Zeichen können Personen ertasten, die blind sind.

„Danke, Herr Esel", sagt Brailli. „Nennt mich Lanzelot!", schnauft der Esel. Dann führt er uns in ein Gässchen, das mit roten Backsteinhäusern gesäumt ist. „Sind das Glocken?", fragt Brailli auf einmal. „Das könnte sein, aber woher kommt das?", will ich wissen. Wir laufen noch ein Stück durch das schöne Gässchen.

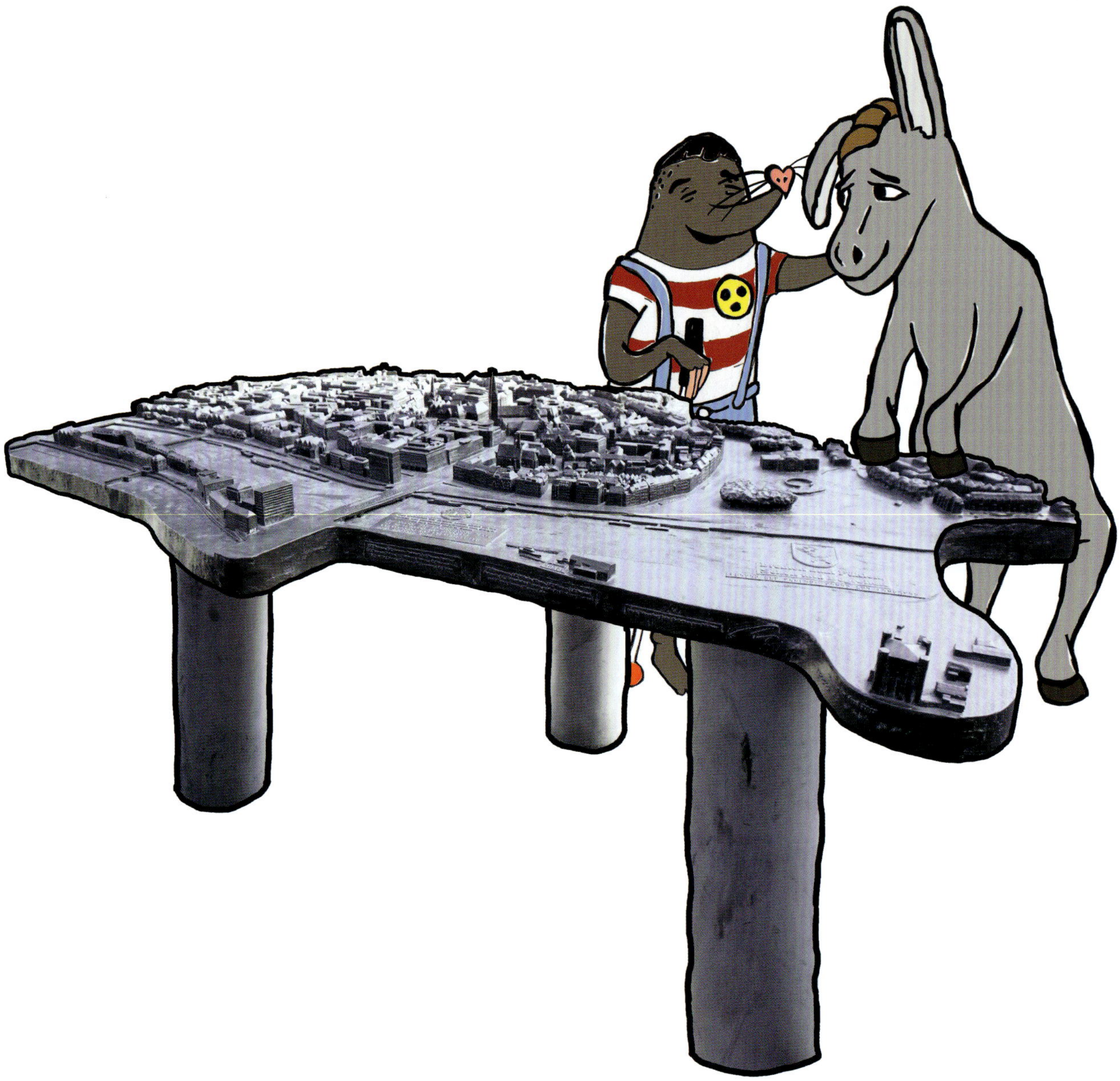

Plötzlich zeigt Eddy nach oben. Dort entdecke ich zwischen zwei Dachgiebeln mehrere Glocken, die fröhlich umher tanzen. Eddy singt gleich mit: „Die Gedaaaanken sind freiii…"

„Da ist noch ein Geräusch!", stellt unser blinder Freund fest. Unter dem Glockenspiel drehen sich verschiedene Holztafeln um ihre eigene Achse und zeigen Bilder von Seefahrern und Schiffen. „Orr, was für schöne Schiffe!", ruft Eddy begeistert. Der Esel lotst uns durch eine Unterführung. Ich rieche schon den Fluss und sehe bald einen riesigen Schiffsmast.

„Wer zuerst an der Weser ist!", fordere ich Eddy auf und will losrollen. Er sieht etwas hilflos aus. „So heißt der Fluss, zu dem wir ein Wettrennen machen!", rufe ich und stelle meinen Rolli auf die schnellste Stufe.

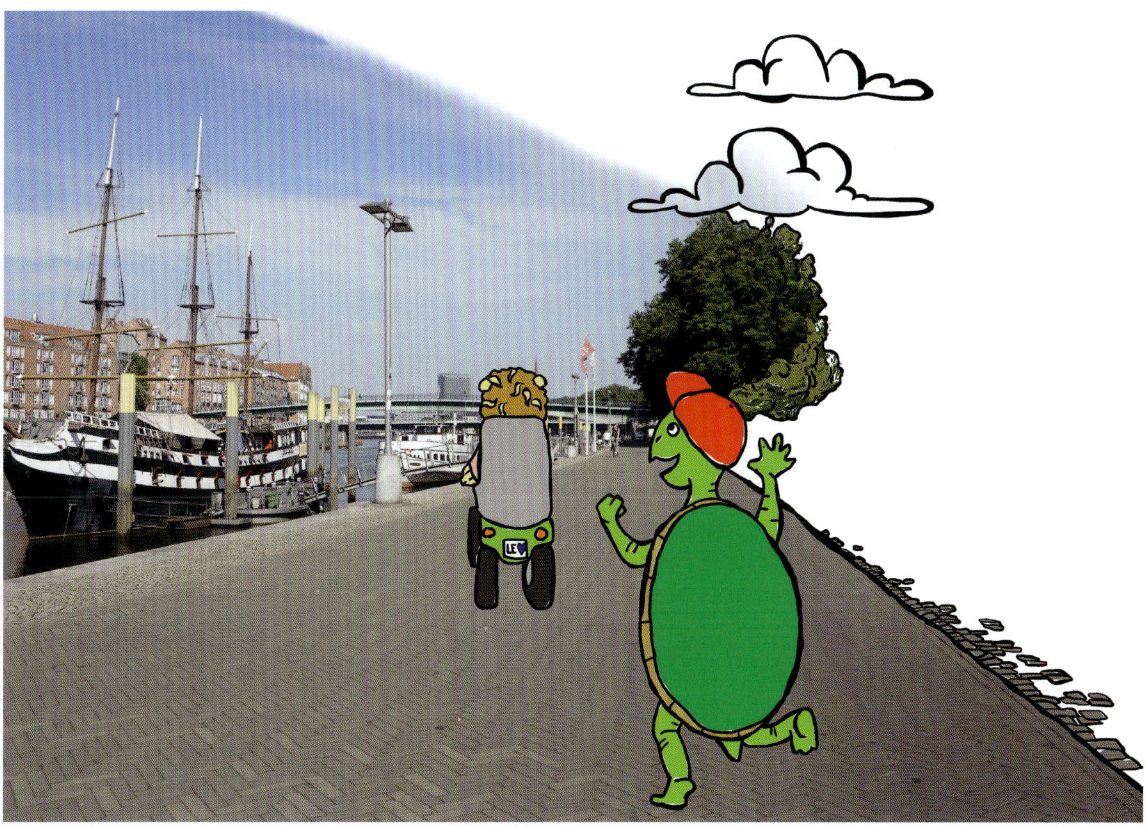

Bevor wir am Martinianleger ankommen, werde ich langsamer. Es war ein bisschen unfair, den Turbo einzulegen. Eddy kümmert sich längst nicht mehr um mich, sondern bewundert ein schönes Schiff.

Auf einmal ist er wie vom Erdboden verschluckt. Plötzlich ertönt die Schiffsglocke so laut, dass wir zusammenzucken. Als wir an den Bug laufen, hören wir seine Stimme von oben: „Stehen geblieben, ihr Landratten!" „Pass auf!", rufe ich, „Sonst legt das Schiff mit dir ab!" Eddy kommt gleich herunter.

Lanzelot will uns noch einen besonderen Ort zeigen. Was es ist, verrät er uns nicht. Wir fahren eine halbe Stunde mit der Straßenbahn.

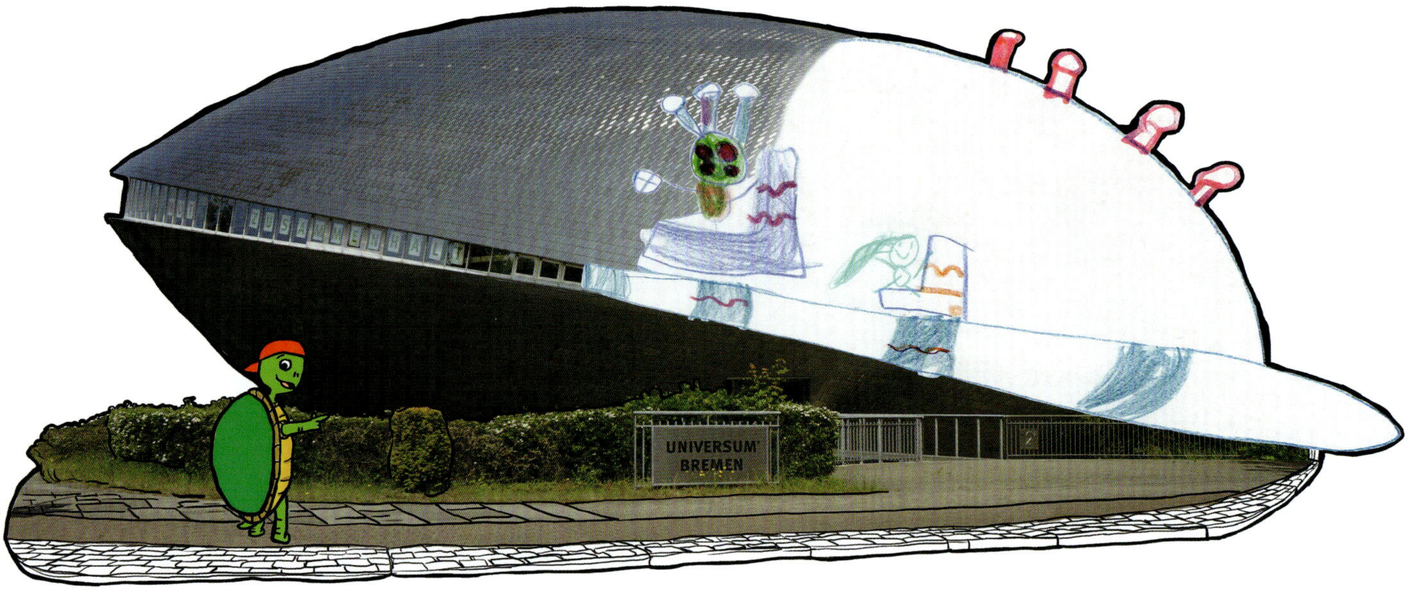

Als wir aussteigen, bekommt Borstel ganz große Augen. „U-F-O, U-F-O!", sagt er und kann seinen Blick nicht abwenden. Inmitten von Bäumen und Sträuchern sehe ich das Ufo auch. Es liegt mitten auf einem See. „Ganz ruhig, Freunde!", sagt der Esel. „Was ihr da seht, nennt sich Universum und ist ein Museum.

In den Ausstellungen geht es oft um Wissenschaft."
„Hach", motzt Eddy, „Das ist was für Brailli, aber ich verstehe das doch nicht!" Lanzelot versucht, Eddy zu beschwichtigen: „Dort werden verschiedene Themen behandelt: Natur, Technik und der Mensch. Und das Beste ist, dass wir mitmachen und vieles ausprobieren können."

Au ja, das klingt nach Spaß! Das finden wir alle und wollen unbedingt da rein. Von innen sieht das Universum gar nicht aus wie ein Ufo. Zahllose Wendeltreppen führen in die oberen Etagen des Gebäudes.

„Oh je, wie komme ich da mit meinem Rolli nach oben?", frage ich. „Da gibt es einen Aufzug", antwortet der Esel und weist mir die Richtung.

Oben angekommen, warte ich auf die anderen. Sobald das erste Ausstellungsstück zu sehen ist, probieren wir ganz viel aus.

Wir drehen an Kurbeln, stecken Kabel ineinander und drücken viele Knöpfe. Im Universum gibt es ein Fahrrad, das ohne die eigenen Beine bewegt werden kann. Davor steht ein Kasten mit verschiedenfarbigen Knöpfen. Die kann ich auch im Rolli sitzend super erreichen. Ich drücke eine Weile den roten und dann den gelben Knopf.

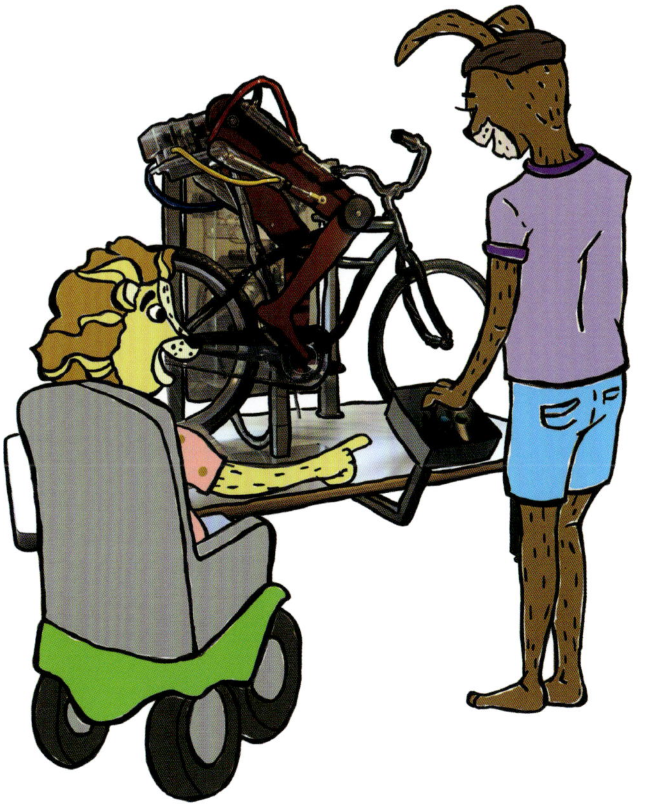

Danach folgen grün und blau. Nach einer Weile fahre ich besser Fahrrad als so mancher Läufer.

Im obersten Stockwerk entdeckt Eddy ein Wohnzimmer, das an einer Seite offen ist. „Mhm, was ist das?“, frage ich. Während ich noch überlege, klettert Eddy schon hinauf und nimmt auf der Couch Platz. Dann drückt er einen Knopf. Ein Radio geht an. Brailli hört das und will wissen, was los ist.

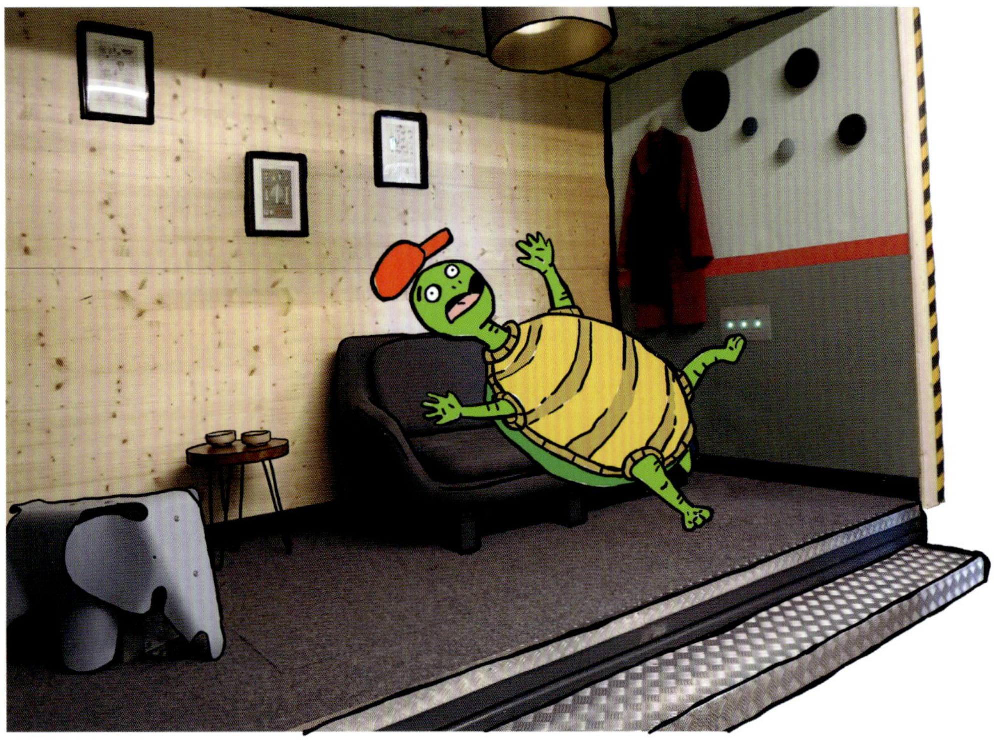

Tobi und Liesa hören nicht, wie ein Radiosprecher ein Erdbeben ankündigt. Aber sie sehen, wie das ganze Wohnzimmer anfängt zu wackeln. Eddy bleibt wie erstarrt auf der Couch sitzen. Dann versucht er, wieder herunterzukommen.

Doch er kann sich nur am Teppichboden festkrallen, bis das Erdbeben mit einem kräftigen Ruck endet. Eddy springt sofort aus dem Wohnzimmer und möchte lieber gehen.

Als wir wieder vorm Universum stehen, stellen wir fest, dass schon drei Stunden vergangen sind. Unglaublich! Es war wirklich keine Sekunde langweilig. Eddy hat sich auch wieder beruhigt.

Plötzlich fällt Tobi ein: „Wir haben keinen Schlafplatz. Der Aufzug in unserer Unterkunft ist kaputt. Leon braucht aber einen." Lanzelot nickt. „Kein Problem. Ihr kommt einfach mit zu mir ins BlauHaus. Da gibt es einen Aufzug." „Ist das ein blaues Haus?", will Eddy wissen.

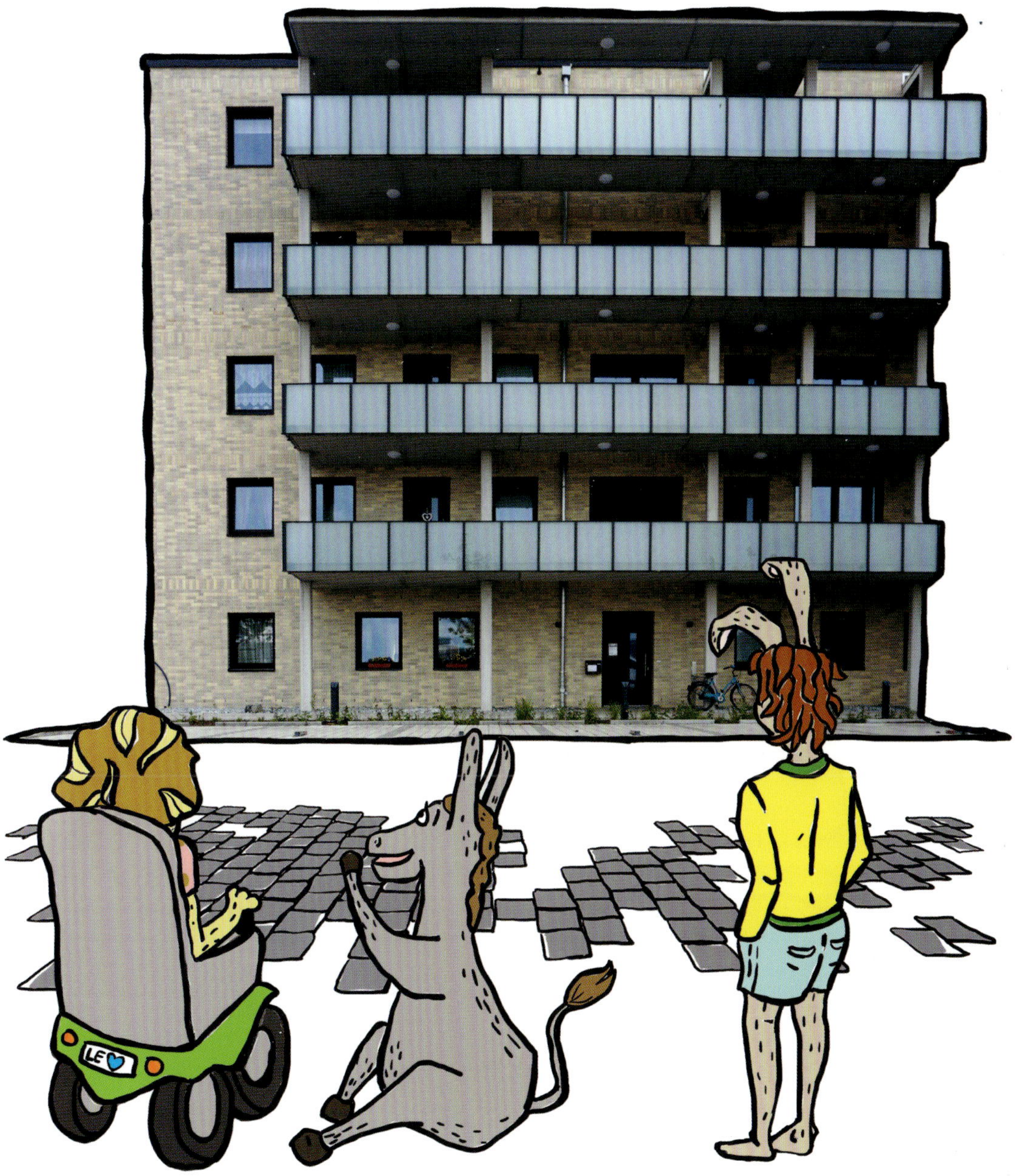

„Nein, das heißt so wegen der Blauen Karawane. Das ist ein Projekt für Menschen mit psychischen Erkrankungen." Eddy verzieht das Gesicht. „Schon wieder so ein Wort, das ich nicht aussprechen kann... psy...pschi...psüschisch..."

„Du kannst auch sagen, dass die Seele von jemandem krank ist. Glaube mir, damit kenne ich mich aus!" „Du, Lanzelot? Du bist doch nicht krank", ruft Eddy. „Un-sicht-bar", mischt sich Borstel ein. „Genau", stimmt ihm Lanzelot zu, „Man sieht nicht jede Krankheit und auch nicht jede Behinderung." Eddy begutachtet seine Hände und Füße. „Bei mir sieht man nix!" Alle schmunzeln und dann geht's weiter. Um zum BlauHaus zu kommen, müssen wir ein ganzes Stück mit dem Bus fahren.

Lanzelot erzählt noch ein bisschen: „Es ist das größte inklusive Wohnprojekt in Deutschland. Da gibt es Bewohner und Bewohnerinnen mit und

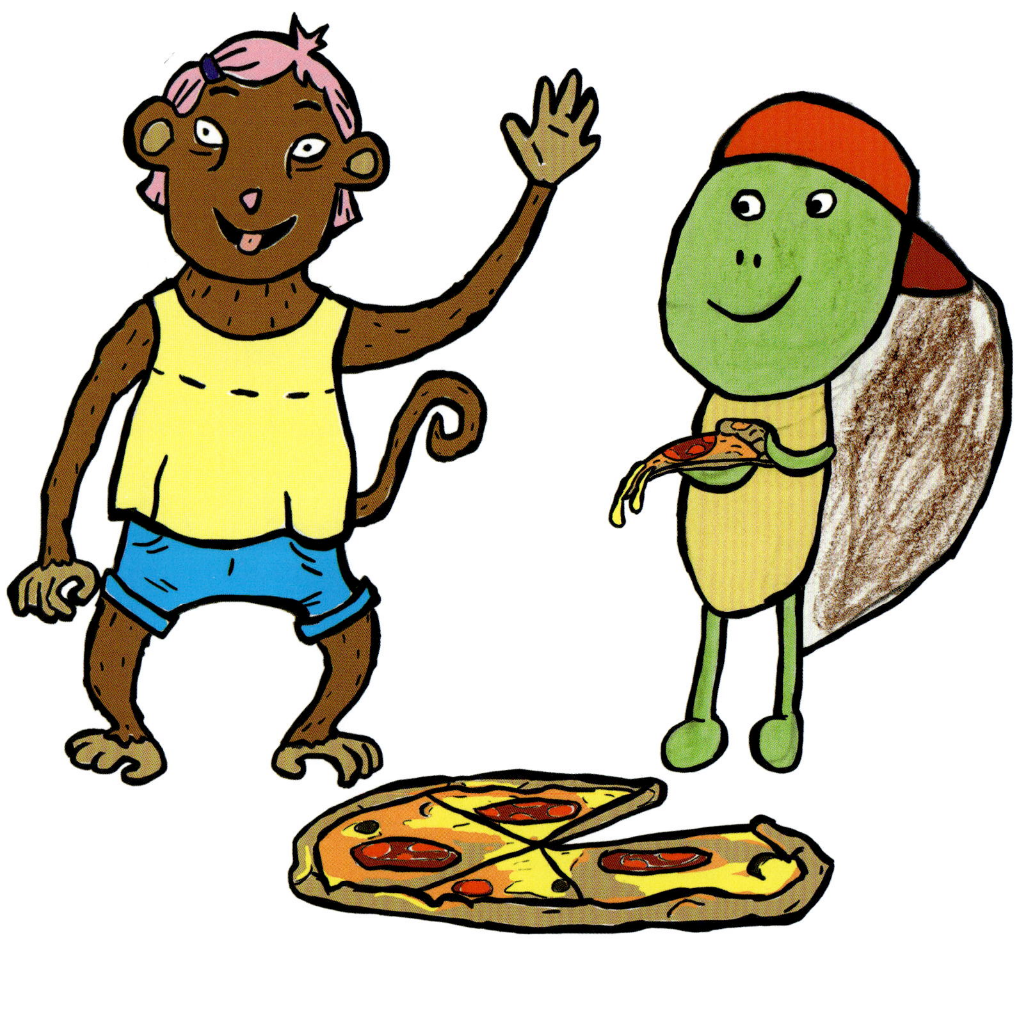

ohne Behinderungen. Es ist eine bunt gemischte Gemeinschaft." Der Bus hält direkt in der Nähe vom BlauHaus. „Ist das riesig!", platzt es aus Tobi heraus. „Wie groß ist es?", will Brailli wissen. „Es gibt hier 84 Wohnungen", erklärt Lanzelot. „Kommt, ich zeige euch meine Wohngemeinschaft."

Wir gehen ihm nach. Im BlauHaus gibt es Aufzüge und Rampen, weil hier Rollifahrer wohnen, die solche Dinge genauso brauchen wie ich.
Lanzelot sagt, alle sollen so leben und wohnen, wie sie es sich wünschen. Das BlauHaus-Projekt möchte zeigen, dass so etwas möglich ist. Und wenn verschiedene Leute zusammenwohnen, können sie sich gegenseitig unterstützen. „Das gefällt mir", sage ich.

Als sich die Türen des BlauHauses öffnen, werden wir von einem Affenmädchen in Empfang genommen. Sie hopst genauso fröhlich wie unser Freund Eddy. „Ich bin nämlich Hannah!", erklärt sie uns. „Hallo Hannah, ich bin Leon", sage ich, „Wie lange wohnst du hier schon?" „Schon nicht so lang und ich war mit die Erste, die hier eingezogen ist."

„Ah toll, dann kennst du dich hier aus!", freut sich Eddy. „Ja, ihr könnt mich alles fragen." Hannah führt uns durch die Wohnung. Hier wohnen sechs Personen. Drei haben eine Behinderung und drei nicht.
„Ich habe zum Beispiel Trisomie 21." „Was war das gleich noch?", will Eddy wissen. „Manche sagen auch Downsyndrom. Ich habe ein Chromosom mehr als die anderen nämlich", erklärt Hannah.

„Was auch immer dieses Chromdings ist, das klingt doch super!", sagt Eddy freudestrahlend. „Gute Einstellung!", sagt Lanzelot. „Kommt, die anderen haben Pizza gemacht".

„Au ja," schießt es aus mir hervor, „ich habe einen Bärenhunger, obwohl ich gar kein Bär bin!"Wir haben einen lustigen Abend. Als wir im Bett liegen, frage ich Brailli: „Warum wohnen wir nicht in einer so tollen Wohngemeinschaft? Wenn wir uns sowieso treffen, könnten wir doch auch zusammenwohnen." „Da hast du eigentlich recht. Gibt es so etwas auch in Leipzig?", will Brailli wissen. „Ich weiß es nicht!", sage ich. Dann merke ich, wie Brailli im Dunkeln schon wieder nach seinem Smartphone fischt. „Morgen ist auch noch ein Tag!" „Ok ok", lenkt Brailli ein, „ich schlaf ja schon!"

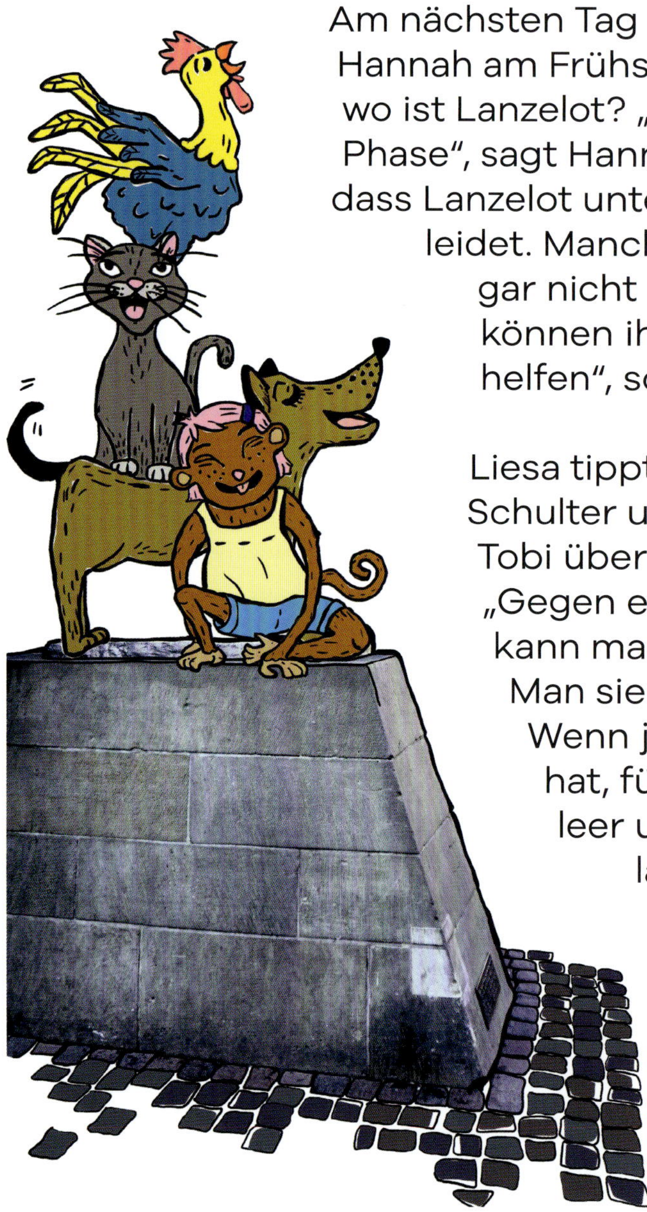

Am nächsten Tag sitzen wir mit Hannah am Frühstückstisch. Doch wo ist Lanzelot? „Wieder so eine Phase", sagt Hannah. Sie erzählt uns, dass Lanzelot unter Depressionen leidet. Manchmal kann er gar nicht aufstehen. „Wir können ihm beim Aufstehen helfen", schlägt Eddy vor.

Liesa tippt Tobi auf die Schulter und gebärdet etwas. Tobi übersetzt für uns: „Gegen eine Depression kann man schwer kämpfen. Man sieht sie ja nicht. Wenn jemand so etwas hat, fühlt er sich ganz leer und kann nicht lachen und manchmal auch nicht weinen."

Hannah sagt, er braucht jetzt Ruhe. Wir finden es so schade, dass wir uns nicht von ihm verabschieden können. Um ihn aufzuheitern, schreiben wir einen lieben Brief und bedanken uns bei ihm, dass er uns Bremen gezeigt hat. Wir laden ihn nach Leipzig ein. Eddy malt eine Sonne und Blumen auf den Brief.

Dann hält er auf einmal inne und fragt: „Wer steht denn nun mit den anderen Musikanten am Rathaus?" „Oh, das hab ich ganz vergessen!", sagt Hannah und sucht hektisch nach ihrem Schlüssel. „Wenn Lanzelot nicht bei den Stadtmusikanten dabei sein kann, muss ich ihn vertreten. Nämlich!" „Hahn, Katze, Hund und Affe?", fragt Brailli entgeistert, „das muss doch jemandem auffallen?" „Nö," meint Hannah, „die Skulptur ist doch klein. Keiner merkt das!" Wir müssen alle lachen.

So klein war die Skulptur der Bremer Stadtmusikanten nun auch wieder nicht.

Karneval der Schokohasen

Alle lieben Schokolade. Aber Brailli ist der Einzige von uns, der immer einen riesigen Vorrat zu Hause hat. Wir waren also nicht überrascht, dass er einen Besuch im Kölner Schokoladenmuseum mit uns plant. Dort gibt es einen Brunnen, aus dem flüssige Schokolade fließt. Seit Wochen redet Brailli davon.

Als wir mit dem Zug über die Hohenzollernbrücke in Richtung Hauptbahnhof fahren, ruft Eddy begeistert: „Da ist der Dom!“ „Das Wahrzeichen von Köln“, ergänzt Brailli. Nachdem wir den Hauptbahnhof verlassen haben, stehen wir auf einem großen Platz.

Vor uns ragt der Kölner Dom in den Himmel. „Der ist ja riesig!“, stelle ich fest. „157 Meter hoch, um genau zu sein.“ Das weiß Brailli aus dem Kopf. Wir halten alle unsere Nasen in die Höhe und staunen.

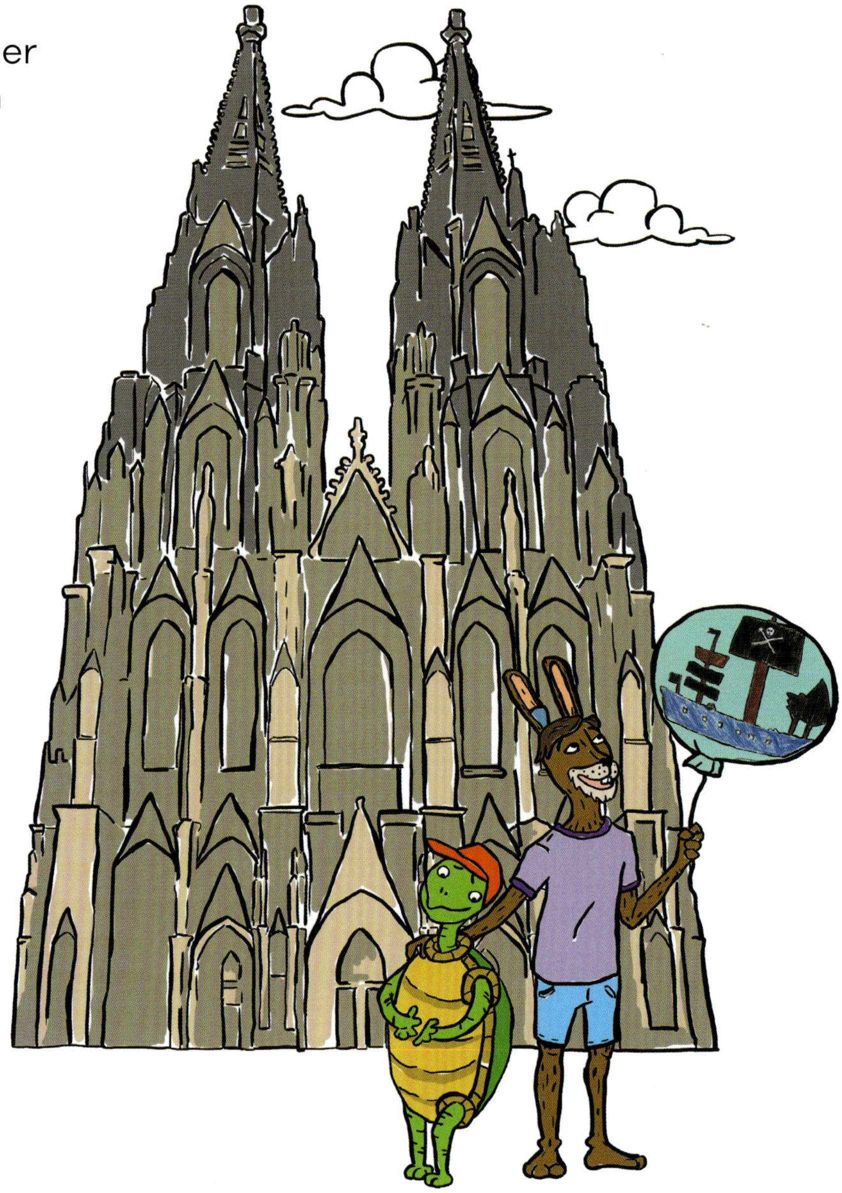

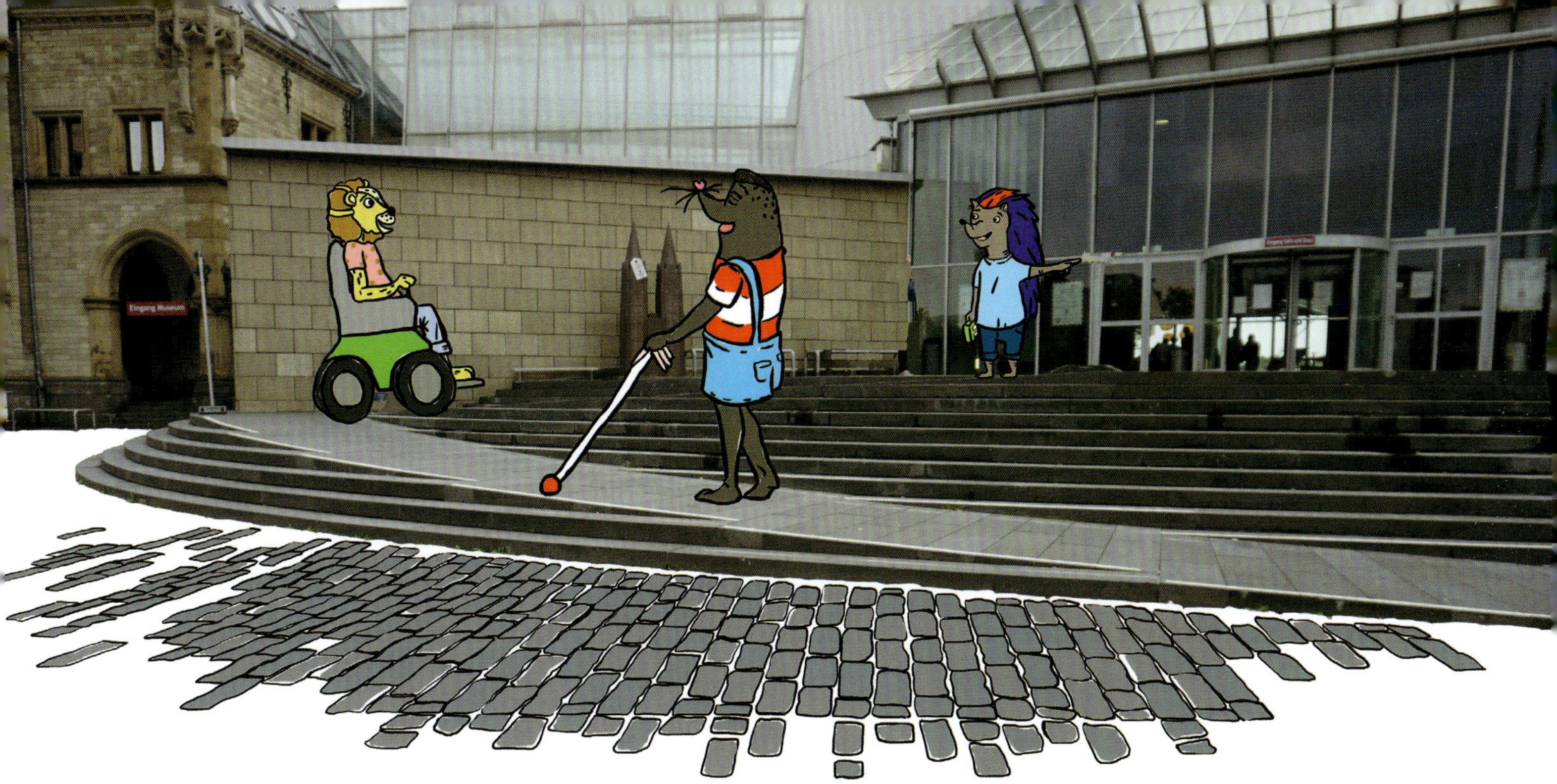

„Wo ist Eddy denn schon wieder?“, frage ich. Tobi bleibt zuerst gelassen. Doch als wir ihn nirgends auf dem großen Platz entdecken, ruft er Eddys Namen.

Wir verteilen uns sternförmig in alle Richtungen. Ich fahre mit einem Aufzug auf die Domplatte. Dort sehe ich Eddy, wie er gerade einen Ballon kauft, der aussieht wie ein Piratenschiff. „Wir suchen dich überall!“
„Ich kaufe doch nur einen Ballon.“

Dieser Eddy! Wir machen uns riesige Sorgen und er läuft ganz unbeschwert durch die Welt. Aber ich bin froh, dass er wieder da ist und rufe erst mal die anderen an. Nach ein paar Minuten kommen sie über die große Treppe, die vom Bahnhof auf die Domplatte führt, zu uns hinauf. Tobi kann nicht so richtig lachen. „Wieso läufst du einfach weg?“, motzt er Eddy an. Der wird gleich ganz ernst und gibt Tobi den Ballon. „Hier, du darfst ihn auch mal haben!“ Tobi lächelt wieder und umfasst mit einer Hand Eddys Schulter. Mit der anderen hält er den Ballon fest. „Auf den Schreck brauche ich Schokolade!“, sagt Brailli.

Nach einem Spaziergang am Rhein, entdecke ich eine kleine Halbinsel. „Ist das schon das Schokoladenmuseum?", frage ich. „Ich sehe ein Gebäude, das geformt ist wie ein Schiff." „Ja, das könnte es sein.", meint Brailli.

Am Eingang gibt es eine Rampe, über die ich mit meinem Rolli ins Museum fahren kann. Wir werden gleich vom Museumspädagogen empfangen, der uns das Schokoladenmuseum zeigen wird. Brailli macht uns einen Vorschlag: Wir müssen alle eine Augenbinde aufsetzen. Schließlich ist das eine Führung für blinde und sehbehinderte Besucher und Besucherinnen. Wir sollen alles genauso erleben wie er.

Zuerst werden wir in einen anderen Raum geführt. Die Luft ist auf einmal ganz feucht und warm. Wir sind gerade in einem kleinen Tropenhaus. Dort wachsen allerlei Pflanzen aus anderen Ländern. Zum ersten Mal berühre ich eine Kakaopflanze und eine Kakaofrucht.

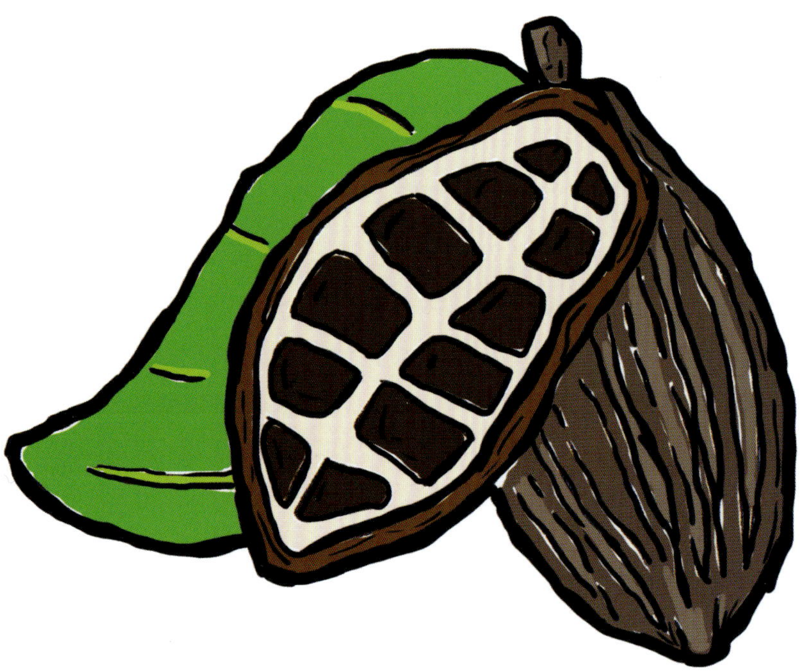

Dann bekommen wir eine erste Kostprobe. Schade, dass ich Braillis freudiges Gesicht nicht sehen kann. Plötzlich höre ich ihn schimpfen: „Bah, was ist das denn?!"

Ich bin ganz verwundert, aber dann bemerke ich es auch. „Ihhh, das schmeckt ja wie alte Socken!", rutscht es mir raus. Wir haben gerade eine Kakaobohne gegessen. Nach Schokolade hat die überhaupt nicht geschmeckt. Da fehlt natürlich der Zucker.
Wichtig ist auch das Rösten und Zermahlen der Kakaobohne. Dabei entsteht Kakaomasse. Um eine richtig cremige Schokolade zu gewinnen, muss diese sehr lange umgerührt werden.

Am Ende der Führung bekommen wir eine kleine Kostprobe. Alle sind ganz still, weil sie so genießen. Später dürfen wir die Augenbinde abnehmen und die riesigen Maschinen begutachten, die in einer Fabrik die Schokolade herstellen. Da wird die flüssige Schokolade warmgehalten und tagelang gerührt. Das macht einen Krach! Brailli sieht die Maschinen zwar nicht, aber er hört sie. Er darf sie auch anfassen und spürt die Vibrationen.

Plötzlich zeigt Liesa aufgeregt in eine Richtung.
Wir gehen ihr nach und sehen etwas glitzern.
Der Schokoladenbrunnen! Ihn zieren goldene Kakaoschoten, aus denen flüssige Schokolade in ein Becken fließt.

Eine Mitarbeiterin des Museums schwenkt einen Fächer aus Waffeln durch die süße Flüssigkeit. „Schla-raff-en-land", sagt Borstel und nimmt gleich die erste Waffel, die uns angeboten wird. Wir bekommen alle eine und essen sie mit Genuss.

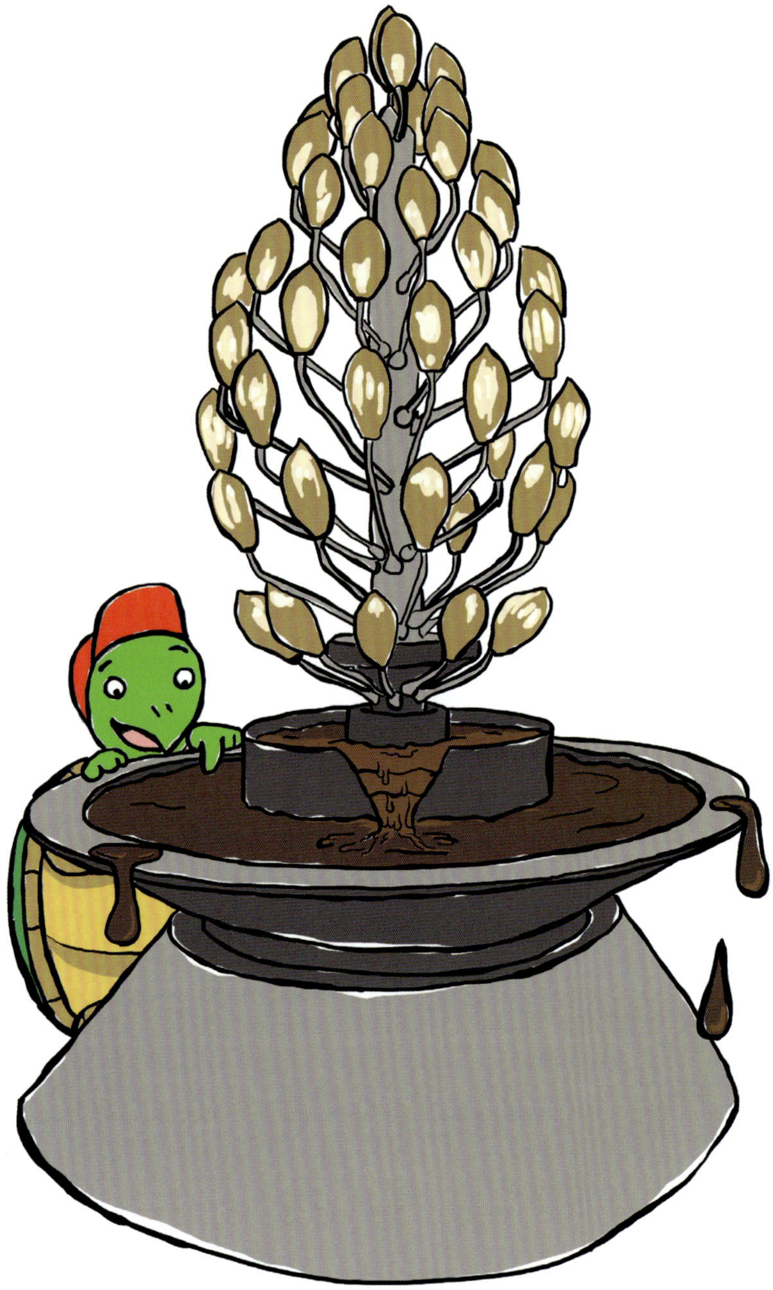

Wir lernen viel darüber, wie Kakao in anderen Ländern angepflanzt und geerntet wird. Als ich mir gerade ein Hakenmesser ansehe, mit dem die Kakaofrüchte vom Baum gepflückt werden, höre ich ein „Pssst...pssst..."

Dann sehe ich Eddy, wie er mich zu sich rüber winkt. „Wie wäre es, wenn wir uns hier verstecken und über Nacht bleiben?", flüstert Eddy. „Und wenn das jemand merkt?", frage ich.

An Liesas Augen sehe ich gleich, dass sie die Idee phantastisch findet. Tobi sagt, dass es gute Gründe gibt, es zu versuchen. Von Brailli höre ich nur: „Ein Traum!“ Und Borstel hat einen großen Smiley in seinen Talker getippt.

Alles klar, meine Freunde wollen das wirklich durchziehen. Kurz bevor das Museum schließt, verstecken wir uns zwischen Kakaopflanzen und Palmen im Tropenhaus. Die Maschinen werden abgeschaltet. Die Lichter gehen aus. Und wir sind ganz allein im Schokoladenmuseum.

Gibt es einen besseren Ort, um eine Nacht zu verbringen? Eddy wagt als Erster den Blick nach draußen und klettert aus dem Gebüsch. „Pssst“, höre ich wieder, „die Luft ist rein!“
Nun schleichen wir alle ins Museum zurück.
Dort stehen die Kisten mit den leckeren Schokoladentäfelchen, die das Museum selbst herstellt. Mhmm, das schmeckt! Wir haben lachende Schokomünder und schlemmen, was das Zeug hält.

Danach bereiten wir uns ein gemütliches Nachtlager im Tropenhaus. Ich schlafe in meinem Rolli wie in einem Himmelbett, weil ich so voll gefüttert bin. Am Morgen rüttelt Tobi mich wach.

„Das Museum öffnet bald!“ Tobi kommt mir ganz schön hektisch vor. Das finde ich nicht gerade beruhigend. Wir streifen durchs Gebäude und überlegen, wie wir entwischen können. Plötzlich hören wir Schritte. Oh nein, da haben wir den Schlamassel!

Die Schritte kommen immer näher. Tobi tippt auf seinen Mund. Wir sollen still sein. Dann zeigt er auf den Schokoladenbrunnen. Da sollen wir rein?! Tobi nickt. Nacheinander nimmt jeder ein kurzes Bad im Schokoladenbrunnen. „Aber wie soll ich da hineinkommen?", lache ich.

Eddy fackelt nicht lange und gießt mir eine Kelle mit Schokolade über den Kopf. Die Schritte sind fast bei uns angekommen. „Tut einfach so, als ob ihr Schokoladenfiguren seid!", flüstert Tobi. Bei Liesa und Tobi macht das Sinn. Sie sehen aus wie Schokoosterhasen. Aber was ist mit Eddy, Brailli, Borstel und mir?

Wir müssen es versuchen. Ab sofort geben wir keinen Mucks von uns und bleiben wie angewurzelt stehen. Der Museumswärter kommt. Zuerst schaut er sich Borstel und Eddy genauer an. Bei Brailli und mir zuckt er nur die Schultern und geht. Als Tobi eine offene Seitentür findet, können wir fliehen. Puh, das war knapp!

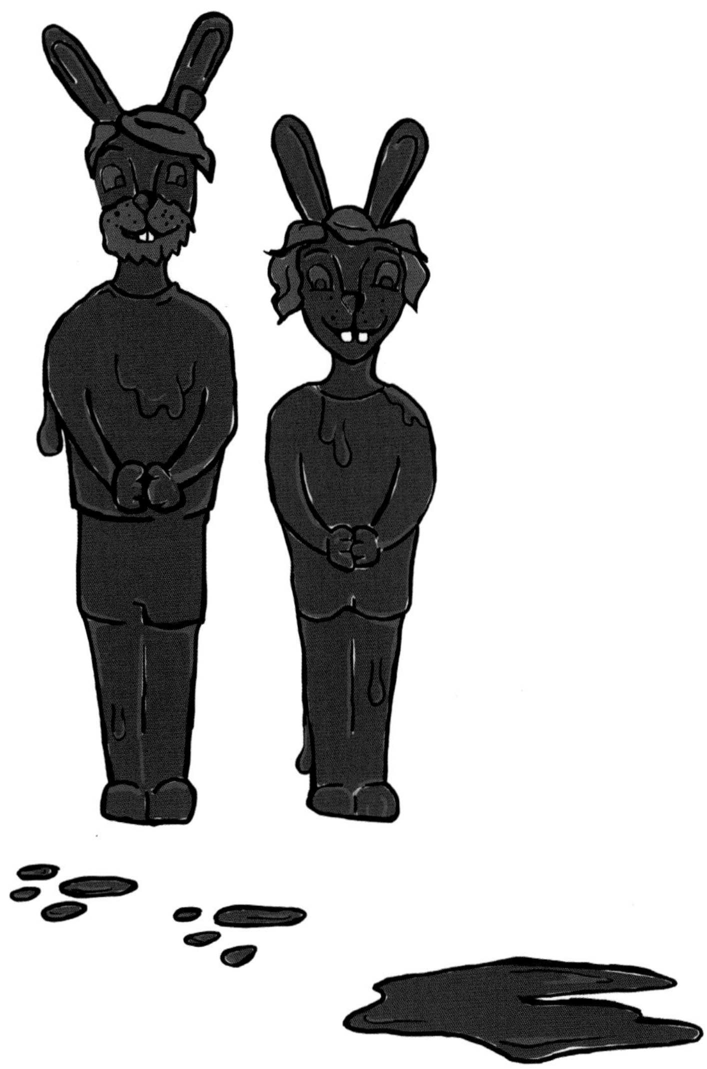

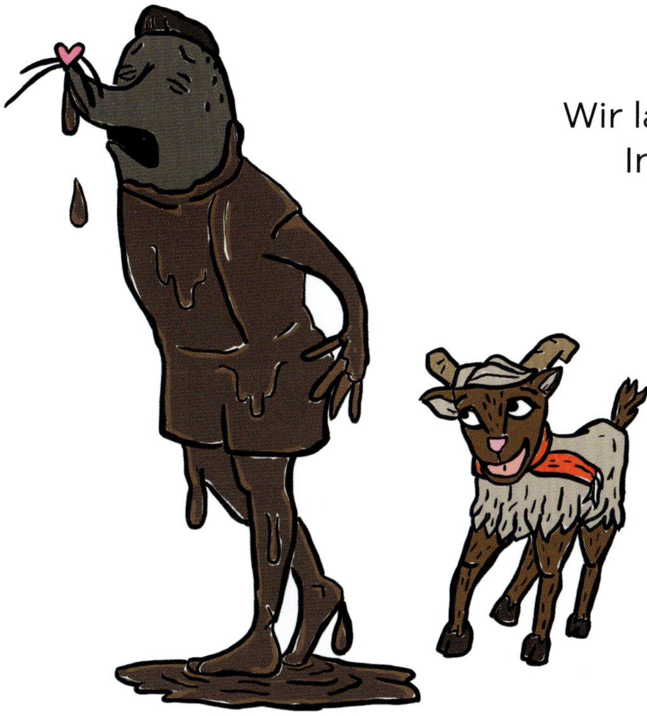

Wir laufen zurück in die Innenstadt. „Aua“, sagt Brailli plötzlich. „Mich hat gerade etwas gezwickt!“ „Ja, ein...ein...ein Zwergschaf!“, stottere ich. „Jode Dach! Es allt widder Fastelovend?“, sagt es. „Oh, es kommt wohl aus Holland“, stellt Brailli fest. „Nä, ich bin ene kölsche Jung!“

Wir schauen alle so verwirrt, dass es anfängt, normal zu reden. „Das war Kölsch! Und ich wollte wissen, ob schon wieder Fastnacht ist? So wie ihr ausseht! Ich bin übrigens Möwe!“ „Möwe?! Aber das ist doch ein Vogel“, sagt Eddy.

„Nun seid mal nicht so unbeweglich im Kopf! Den Namen haben mir die Bewohner des Behindertenzentrums Dr. Dormagen-Guffanti gegeben.“

Möwe redet seltsames Zeug und hat einen Vogelnamen, obwohl er ein Zwergschaf ist. Das mag ja schräg sein, aber wir sind alle von Kopf bis Fuß mit Schokolade beschmiert. Schräge Geschichten sind sozusagen unser Hobby. Außerdem habe ich das Gefühl, dass Möwe wirklich nett ist.

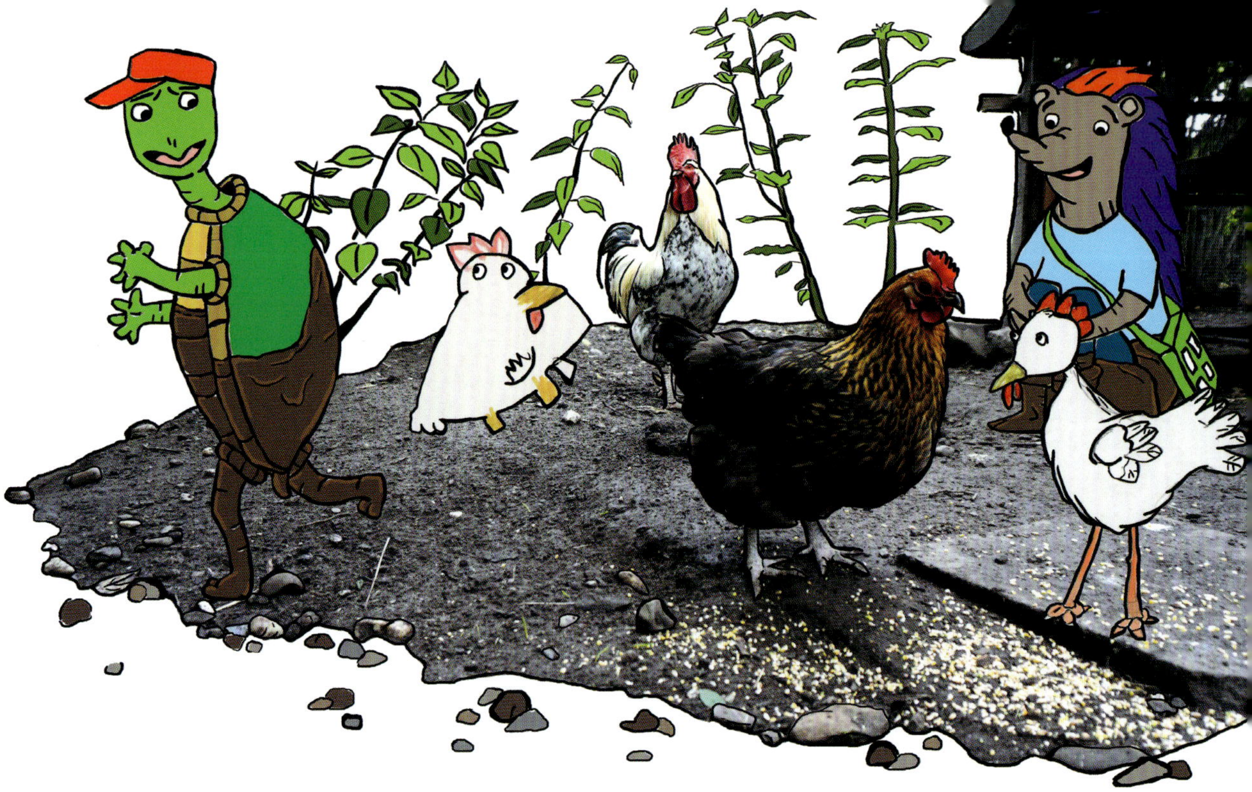

Er erzählt von den Sozialen Betrieben Köln. Die gibt es an vielen verschiedenen Orten der Stadt. Möwes Zuhause ist in Longerich, im Behindertenzentrum Dr. Dormagen-Guffanti. Auf dem Gelände leben Personen mit verschiedenen Behinderungen. Möwe ist für sie ein Freund, der Trost und Freude spendet und ihren Alltag strukturiert.

Manchmal ist er auch Lehrer, wenn Kitagruppen oder Schulklassen zu Besuch kommen. Die Kinder machen einen kleinen Rundgang und lernen viel über die Tiere und Pflanzen auf dem Gelände. Dieses Projekt heißt „Ökologische Nischen“.
Mit der Straßenbahn fahren wir nach Longerich zum Lachemer Weg. Als wir uns von der Haltestelle entfernen, kommen wir in ein Wohngebiet mit großen Bäumen. Möwe führt uns zu wilden Wiesen, wo die Gräser und Blumen in alle Richtungen wachsen. Das gefällt uns gut und Möwe auch. Er lebt hier gerne.

In der Nähe seiner Unterkunft steht der Hühnerstall. „Wow, sind die schön!“, stellt Eddy fest. „Mhm, danke“, kichert eine Henne und dreht sich hin und her, damit wir sie besser bewundern können.

Wir gehen sogar in das Domizil der Hühner hinein und begrüßen sie. Als der Hahn auf uns zukommt und die Flügel aufspannt, sind wir ganz schnell wieder draußen.

Neben den Hühnern wohnen die Bienen. „Sind die nicht viel gefährlicher als Hähne?“, frage ich Möwe. „Geht einfach nicht so nah ran“, sagt Möwe, „dann passt das schon!“

Die Bienen fliegen emsig umher und summen dabei. „Be-ruhig-end!“, sagt Borstel. Liesa fragt, was er gesagt hat. Tobi gebärdet für sie. Aber wie soll man Liesa erklären, wann ein Geräusch beruhigend klingt.

Mir fällt etwas Gutes ein. Ich knurre ganz tief und halte Liesas Hand auf meine Brust. Sie spürt wie meine Stimme vibriert. So könnte sich das Brummen der Bienen vielleicht anfühlen.

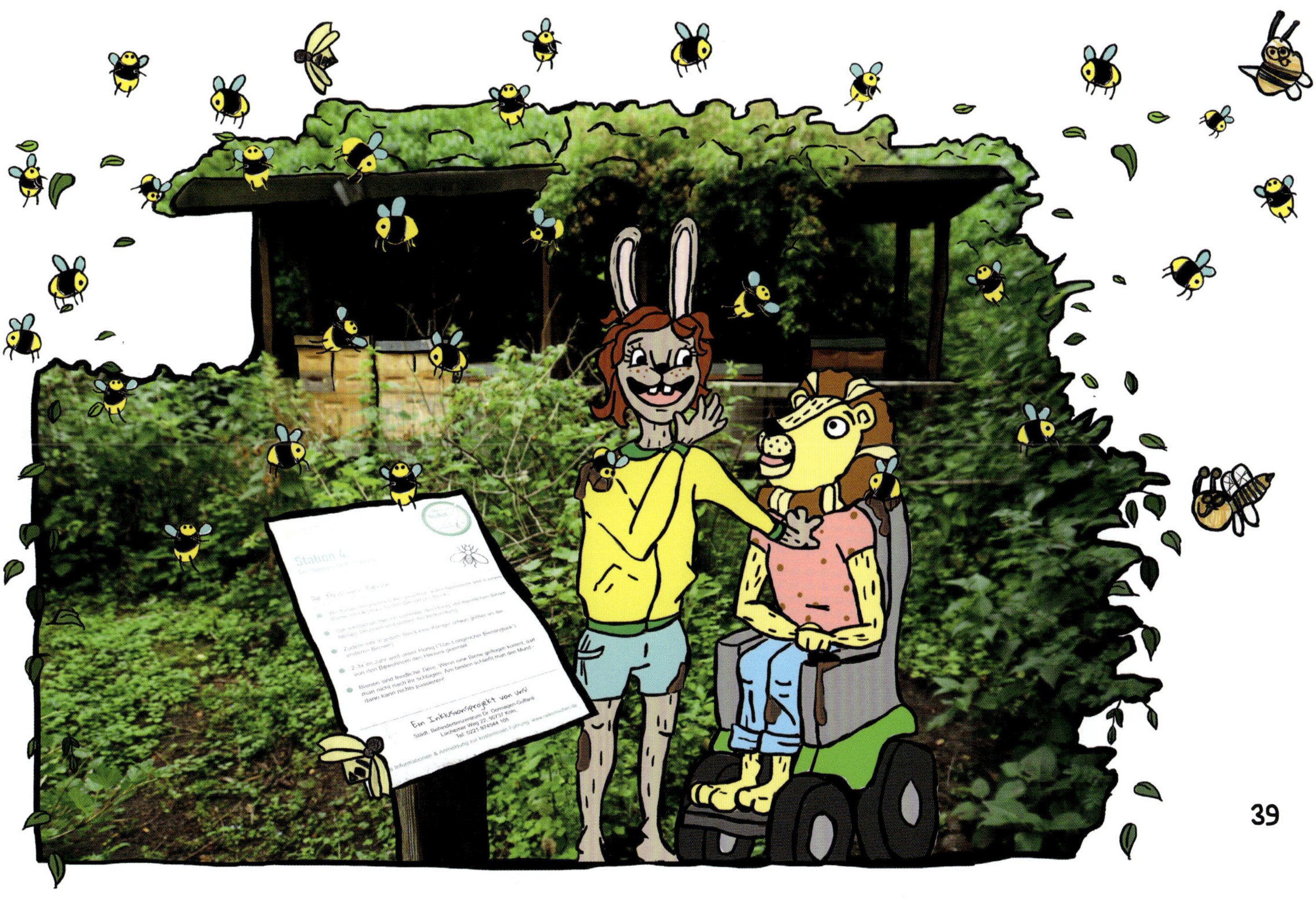

Nach diesem Rundgang lädt Möwe uns zu einer kleinen Rast ein. Wir setzen uns auf die Wiese und er holt ein Glas und ein paar Löffel hervor.

„Das ist unser selbst geschleuderter Honig!", erklärt Möwe. Wir dürfen alle mal kosten und können gar nicht mehr aufhören, von dem leckeren Honig zu naschen. Möwe verzichtet sogar auf seinen Anteil.

„Ich mache mir mehr aus frischem Gras!" „Ja, ja, aber meine Schokoladenverkleidung hast du auch gerne angeknabbert!", sagt Brailli. Wir kugeln uns vor Lachen auf der Wiese. Möwe lacht auch. Doch dann schaut er ganz streng. „Übrigens müsst ihr euch mal waschen!", sagt er. Wir schauen alle ganz verwundert an uns herunter. Stimmt ja, wir sind immer noch voller Schokolade!

Als wir dann versuchen, die klebrigen Überreste abzukriegen, lachen wir nicht mehr. „Das geht ja kaum ab!", schimpft Eddy. Wir schrubben wie wild, weil Möwe darauf besteht, dass wir sauber sind. Sonst dürfen wir nicht bei ihm übernachten. „Ich wusste gar nicht, dass Zwergschafe so viel Wert auf Sauberkeit legen", sage ich.

Am Abend sitze ich in meinem Rolli und schaue in den Sternenhimmel. Der sieht hier ganz besonders schön aus. Ich versuche wieder, in meinem Rolli zu schlafen. Im Schokoladenmuseum hat es ja ganz gut geklappt. Als echter Abenteurer kriege ich das bestimmt hin.

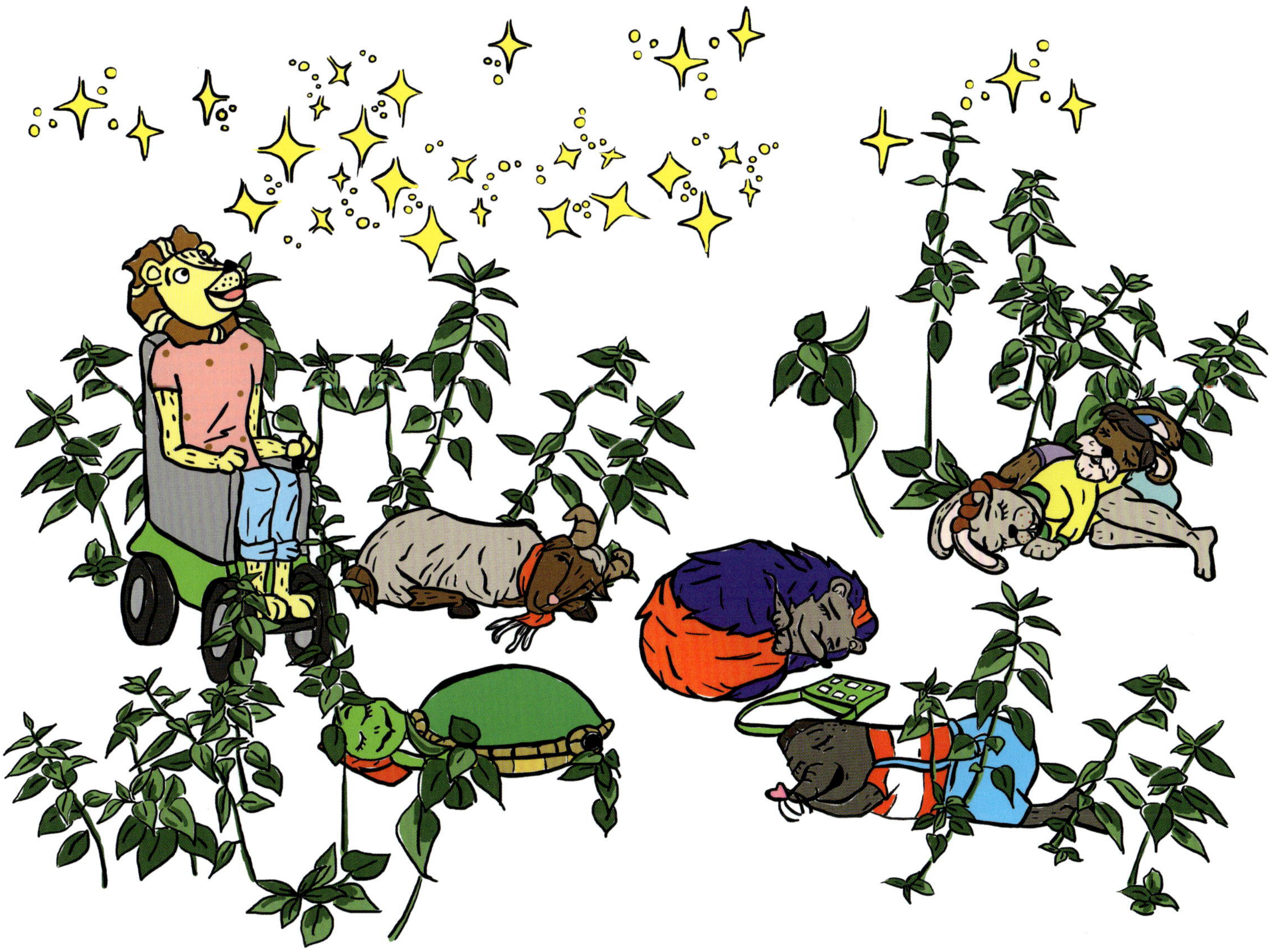

Der erste Rollstuhl im weströmischen Reich

Tobi hat das nächste Reiseziel ausgesucht. Er möchte gerne nach Trier fahren, weil es die älteste Stadt Deutschlands ist. „Haben die Häuser dort etwa Falten?“, will Eddy wissen. „Ich glaube nicht“, lacht Tobi, „aber die Römer haben lange in der Stadt gelebt. Aus dieser Zeit gibt es viele alte Bauten.“

In Trier angekommen, machen wir uns auf den Weg zur Porta Nigra. Sie ist das Wahrzeichen Triers und war früher eins von vier Stadttoren. Die anderen drei wurden im Mittelalter zerstört. Vor der Porta Nigra angekommen, wollen wir sie uns genauer ansehen und einmal hindurchgehen. „Wartet! Nicht dass wir angegriffen werden!“, scherzt Brailli. „Die Porta Nigra wurde nämlich zur Verteidigung der Stadt genutzt. Soldaten versteckten sich im oberen Teil und wenn Angreifer kamen, ließen sie Steine auf sie herunterprasseln.“

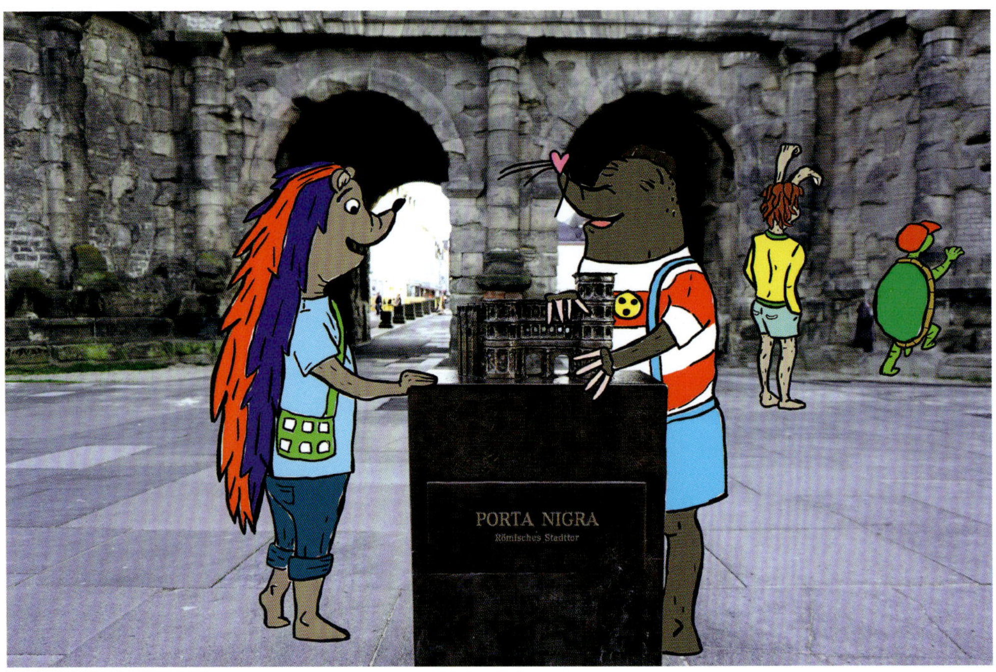

Wir gehen durch die Porta Nigra und kommen wohlbehalten auf der anderen Seite an. Auf einmal sagt Borstel: „Tau-be!“ Dabei zeigt er auf Tobi. „Traube? Hast du Appetit auf Trauben?“, will Tobi von ihm wissen. Borstel stellt seinen Talker lauter. Manchmal versteht Tobi durch seine Schwerhörigkeit etwas anderes.

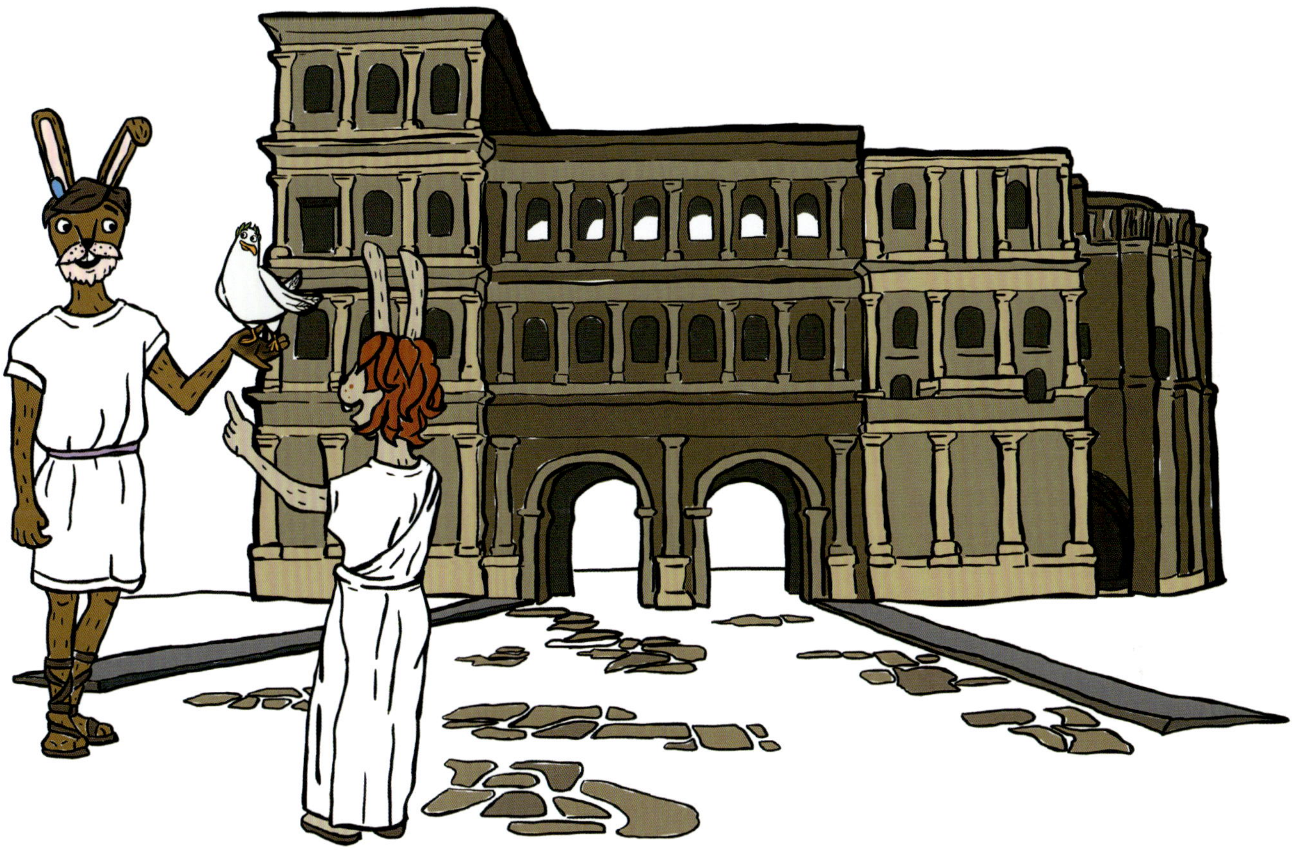

Diesmal klappt es und Tobi schaut endlich zur Seite. Nun muss er lachen. „Was ist denn hier los?“, fragt er. Da sitzt eine weiße Taube auf seiner Schulter und hat einen Lorbeerkranz auf dem Kopf. „Trägt man das so in Trier?“, fragt Tobi und schaut ganz verblüfft aus, als die Taube tatsächlich antwortet: „Im römischen Trier schon!“ Liesa zeigt auf uns und hüpft von einem Bein aufs andere.

Nun bemerken wir es auch. Wir sehen aus wie Römer und tragen eine Tunika und Sandalen.
„Wie ist das denn passiert?", will ich wissen. Brailli müssen wir beschreiben, was wir sehen. Dabei können wir es selbst nicht glauben.

„Willkommen in Augusta Treverorum. So hieß Trier während der römischen Kaiserzeit. Ich bin Augusta und ich lade euch auf eine Zeitreise ein. Aber zuerst müssen diese Gerätschaften weg! Das gab es damals noch nicht." Sie zeigt auf meinen Rollstuhl, Braillis Taststock und Borstels Talker.

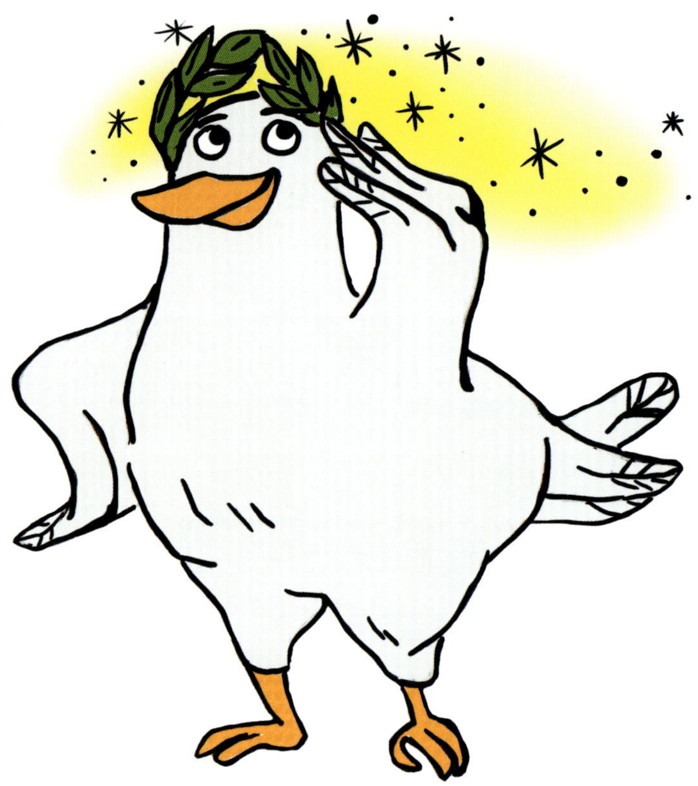

„Das geht nicht! Leon kann sich ohne Rolli nicht fortbewegen, Borstel kann ohne Talker nicht sprechen und ich brauche den Taststock zur Orientierung. Wir müssen zurück in die Gegenwart!", bemerkt Brailli aufgeregt.

Augusta überlegt eine Weile. „Na gut, dann wollen wir mal nicht so sein."
Wir atmen auf. Doch kurz danach bekommen wir trotzdem Probleme. Ich werde auf dem historischen Straßenpflaster in meinem Rolli durchgerüttelt und Brailli kommt ohne Blindenleitsystem nicht zurecht. Normalerweise hält er mit seinem Taststock Kontakt zum Boden. Wenn sich der Untergrund ändert, hört er das. Dann weiß er, wo er hinlaufen muss. Diese Hilfen gibt es im alten Trier aber nicht.

Doch Augusta will uns die Zeitreise so angenehm wie möglich machen. Sie beschließt, uns von einem Ort zum anderen zu zaubern. Bevor wir fragen können, wohin es geht, streicht sie dreimal mit dem Flügel über ihren Lorbeerkranz. Dann beginnt der Zauber.

Es fühlt sich so an wie vor dem Einschlafen. Ich spüre eine Leichtigkeit und dann schwimmen meine Gedanken davon.
Noch etwas benommen, finden wir uns in einer großen Halle wieder. „Ich glaube, wir sind in der Palastaula gelandet", sagt Brailli plötzlich.

„Heute heißt sie Konstantinbasilika und ist eine evangelische Kirche." Überall sind Römer. Sie sind genauso gekleidet wie wir und stehen alle um jemanden herum. Ich sehe wieder nichts. Das geht mir als Rollifahrer leider häufig so. „Wisst ihr, was da vorne los ist?", frage ich meine Freunde.

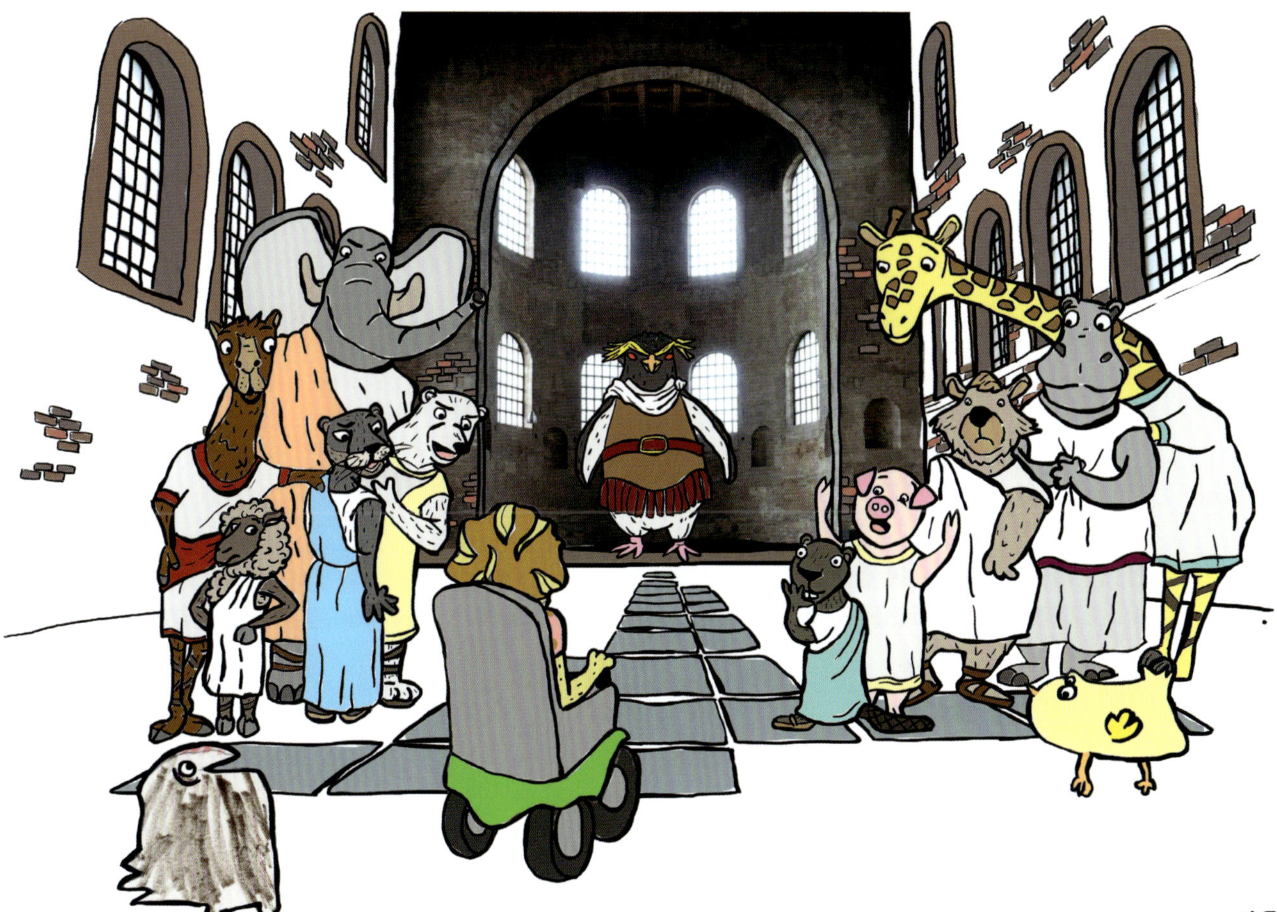

Alle zucken mit den Schultern und schauen sich hilflos um. Augusta ist nirgends zu sehen. Ich fahre langsam ein Stück nach vorne. Die Römer treten beiseite und starren mich an. Am liebsten will ich umkehren. Bloß wie soll ich das machen, ohne noch mehr aufzufallen?

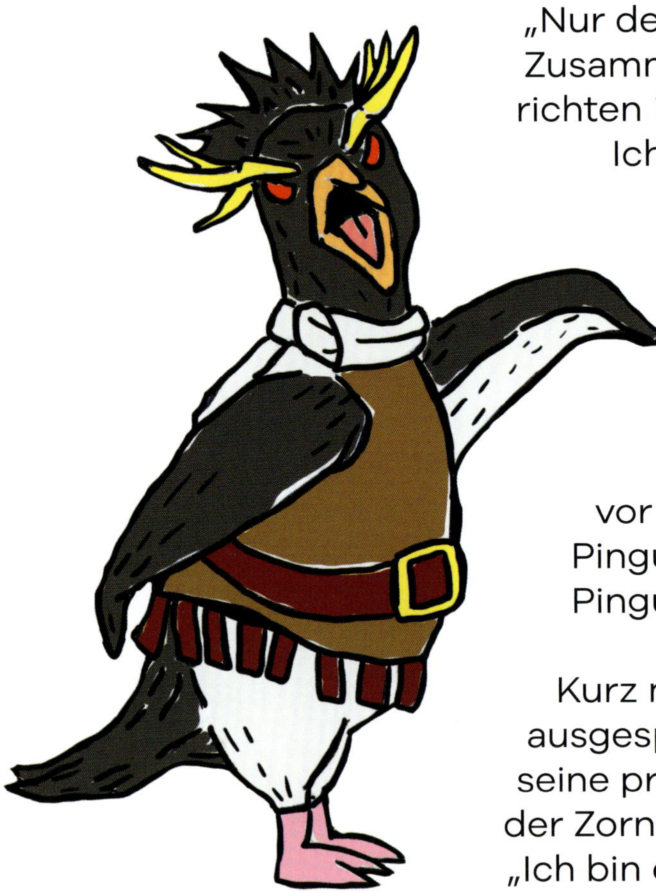

Plötzlich ertönt eine Stimme: „Nur der Kaiser darf bei Zusammenkünften sitzen!" Alle richten ihre Blicke auf mich. Ich rolle noch ein Stück vor und schaue umher. Ich habe keine Ahnung, woher diese kräftige Stimme kam. Auf einmal muss ich scharf bremsen, denn vor meinem Rolli steht ein Pinguin. „Sind Sie der Kaiser... Pinguin?", frage ich.

Kurz nachdem ich es ausgesprochen habe, fällt mir seine prunkvolle Kleidung und der Zorn in seinen Augen auf. „Ich bin ein Felsenpinguin und ich bin der Kaiser!", keift er.

„Entschuldigen Sie bitte, Herr Kaiser!", versuche ich, die Wogen zu glätten. „Steh sofort auf, Fremder!", fährt mich der Kaiser an. „Aufstehen kann ich leider nicht", erkläre ich und als er seinen Schnabel wieder öffnen will, frage ich: „Habt Ihr schon einmal einen Rollstuhl gesehen? Er ist für Personen gemacht, die nicht laufen können. Sie sitzen und können sich auf Rädern fortbewegen."

„Nein, so ein Gefährt haben wir hier nicht.“, erwidert der Kaiser. Als ich meinen Rollstuhl nach vorne bewege, springen alle beiseite. Zuerst wirken die Römer ängstlich, aber dann wird diese Angst zu Neugier. Ich soll alle möglichen Knöpfe drücken, hin und her fahren und mein Licht vorführen. Der Kaiser steht sogar auf, um sich meinen Rolli genauer anzusehen. „Darf ich?“, fragt er und als ich nicke, drückt er auf die Hupe. Im Saal gibt es ein großes Gelächter.

„Nun ja, das ist ein nützliches Ding. Erzählt mir mehr von diesem Gefährt!“ Ich und meine Freunde staunen nicht schlecht. Der große Kaiser findet meinen Rolli interessant. Wir werden von ihm und seinen engsten Vertrauten nach draußen begleitet. Er möchte uns etwas zeigen.

Augusta kommt angeflogen und setzt sich wieder auf Tobis Schulter. „Ihr kommt ja gut in unserer Welt zurecht“, stellt die Taube fest. Wir gehen dem Kaiser und seinem Gefolge weiter nach. Vor einer Art Gang bleiben wir stehen und wundern uns, was das ist. „Das ist der Eingang“, meint der Kaiser. „Geht hinein!“

Wir haben alle ein mulmiges Gefühl, denn wir wissen gar nicht, worauf wir uns hier einlassen. Als wir am anderen Ende des Ganges angelangt sind, kommen wir auf einen riesigen runden Platz. Um diesen Platz wurden aus Stein gemeißelte Sitzbänke gebaut, die alle etwas schräg nach oben verlaufen. „Theater“, gebärdet Liesa. Aber sie macht es so, dass es der Kaiser nicht sieht. Ich glaube, sie hat ein bisschen Angst vor ihm.

„Das ist das Amphitheater von Augusta Treverorum“, erklärt der Kaiser mit ausgebreiteten Armen. „Also, von Trier“, flüstert Augusta uns zu. Dabei wissen wir das doch längst. „Hier findet sich genug Platz für jede Form von Spiel.“ „Was meint Ihr für Spiele, Herr Kaiser?“, fragt Brailli. „Wir erfreuen uns hier am Theater und manchmal auch an Gesängen“, antwortet er und steigt auf den für ihn bestimmten Platz. „Und was passiert nun?“, frage ich.

„Heute stehen Gladiatorenkämpfe auf dem Plan“, bemerkt der Kaiser und zeigt auf meinen Rolli. „Wenn der Keiler mit euch fertig ist, gehört dieses Gefährt mir!“

„Keiler? Ist das nicht ein Wildschwein?“, fragt Tobi. Brailli kann gerade noch nicken, als in einer der Türen, die seitlich im Amphitheater eingelassen sind, ein Gitter nach oben gezogen wird. Das Wildschwein stürmt wie wild hinaus. Ein richtiges Ziel hat es noch nicht. Aber es ist nur eine Frage der Zeit, bis es uns entdeckt und angreift.

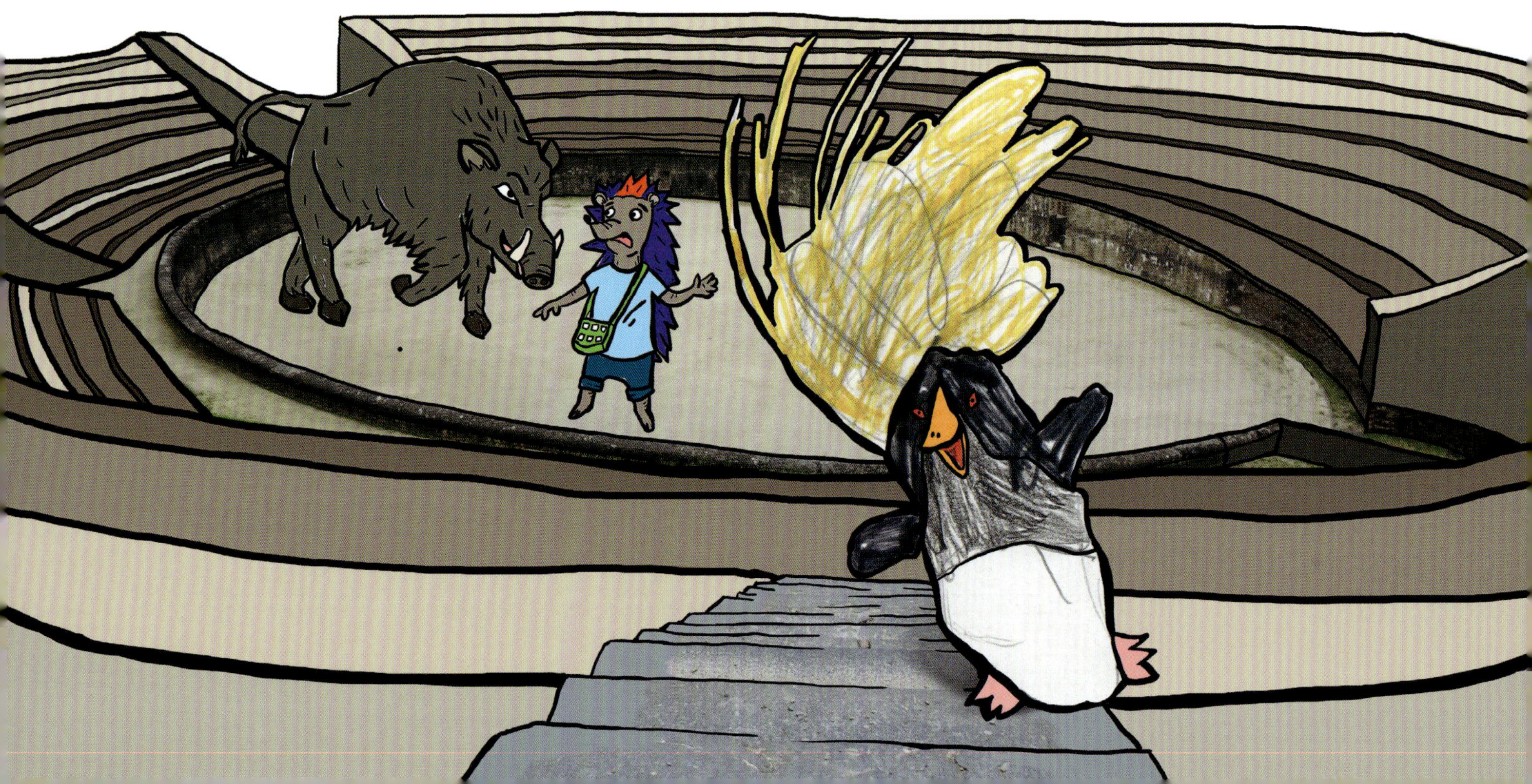

Fast alle meine Freunde rennen los. Ich schalte auch den Turbo ein. Nur Borstel bleibt wie angewurzelt stehen. „Borstel, komm schnell!“, rufen alle außer Atem. Doch er bleibt stehen, bis das Wildschwein ihn entdeckt hat.

Es schnaubt und hat schon Schaum vor seiner Schnauze. Dann nimmt es Anlauf. Wir bleiben auch stehen und können gar nicht hinsehen. „Augusta! Augusta! Wo bist du schon wieder?!“, ruft Tobi. Borstel greift zu seinem Talker. „Was will er damit?“, will Eddy wissen. „Ich weiß nicht. Das Wildschwein versteht ihn doch eh nicht!“, stelle ich fest.

Dann sehe ich Augusta vom Himmel stürzen. Sie landet zielsicher auf Tobis Schulter. „Augusta, du musst…“, will Tobi anfangen. Doch sie unterbricht ihn. „Ich sehe schon, was los ist!“ Dann streicht sie mit ihrem Flügel drei Mal über ihren Lorbeerkranz. Hinter uns öffnet sich noch eine Tür, indem das Gitter nach oben gezogen wird. „Was?! Noch ein Tier?!“, ruft Eddy entsetzt. „Nein, das ist eine Geheimtür. Geht hinein und ihr werdet in Sicherheit sein!“

Doch Borstel steht immer noch am selben Fleck und das Wildschwein rennt in seine Richtung. Eddy hält sich schon die Augen zu. Plötzlich ertönt Borstels Talker „Ha-lt! Sto-pp!“ Das Wildschwein bremst ab und ist auf einmal ganz verwirrt. Der Kaiser ist schon aus seinem Sitz gesprungen und kann es nicht glauben. „Dieses Ding brauche ich auch!“, schreit er. Und wir schreien auch alle. „Borstel! Borstel! Hier rüber!“ Unser Freund rennt so schnell er kann zur rettenden Tür und ist der Letzte von uns, der hineinschlüpfen kann. Dann verfallen wir wieder in den Zauberschlaf. Es tut gut, weil auf einmal Ruhe einkehrt.

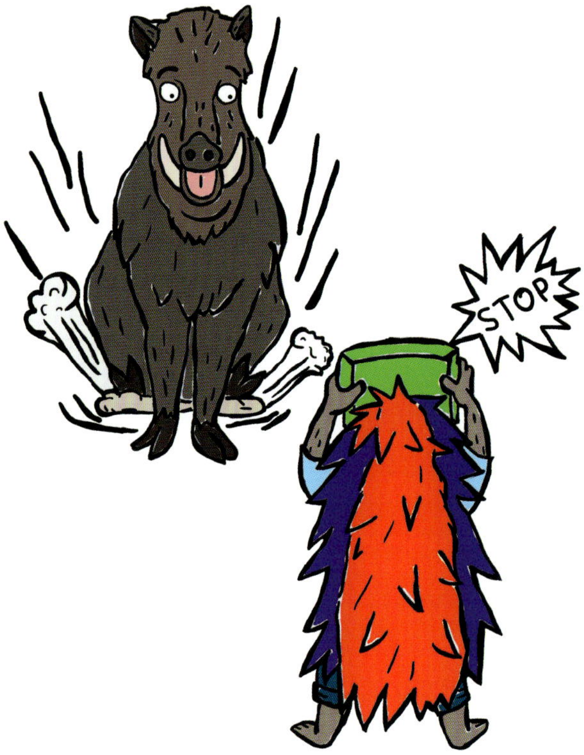

Als wir aufwachen, stehen wir vorm Bahnhof in Trier. „Was war das denn?“, gebärdet Liesa. Alle zucken müde mit den Schultern. „Wieso war der Herr Kaiser so böse?“, will Eddy wissen. „Keine Ahnung“, sage ich, „So wie ich es verstanden habe, war er verrückt nach meinem Rolli und wollte ihn unbedingt besitzen. Ich bin ja auch froh, dass ich ihn habe. Wenn ich ihn nicht brauchen würde, wäre das aber auch nicht schlecht!“

„Wahrscheinlich wollte er nur der Erste sein, der den Rollstuhl im weströmischen Reich einführt“, vermutet Brailli. In dem Moment fliegt eine Taube direkt vor unsere Füße. „Da bist du ja!“, rufen wir alle. Doch die Taube gurrt nur. „Kommt! Lasst uns weiterfahren! Der Spuk ist vorbei!“, fordere ich meine Freunde auf. Die Römer müssen nun wohl ohne Rollstuhl und Talker auskommen.

Hoch hinaus

Liesas Wunsch ist es, mit uns nach München zu fahren. Das hat einen ganz besonderen Grund: Vor zwei Jahren hat sie angefangen, Hip-Hop zu tanzen. Dafür schaut sie sich Videos im Internet an und macht die Bewegungen der Tänzer nach.

Eines Tages lud Liesa uns zu sich nach Hause ein, um uns ihr Können zu zeigen. Auf ihrem Schreibtisch lag eine kleine Musikbox und für das Publikum standen Stühle bereit. Brailli flüsterte mir zu: „Warum sollte ich eigentlich mitkommen? Ich sehe sie doch gar nicht!“ Da hatte er recht, aber ich sah Liesa auch nicht. Wo steckte sie bloß?

Ich hatte mich gerade zurückgelehnt, als dumpfe Bässe aus der Musikbox dröhnten. Liesa kam durch die Zimmertür und betrat ihre Bühne. Sie trug ein Stirnband und eine lässige Stoffhose. „Was macht sie?“, wollte Brailli wissen. „Ich weiß nicht. Sie wippt so hoch und runter“, sagte ich und ärgerte mich, dass ich es nicht besser beschreiben konnte.

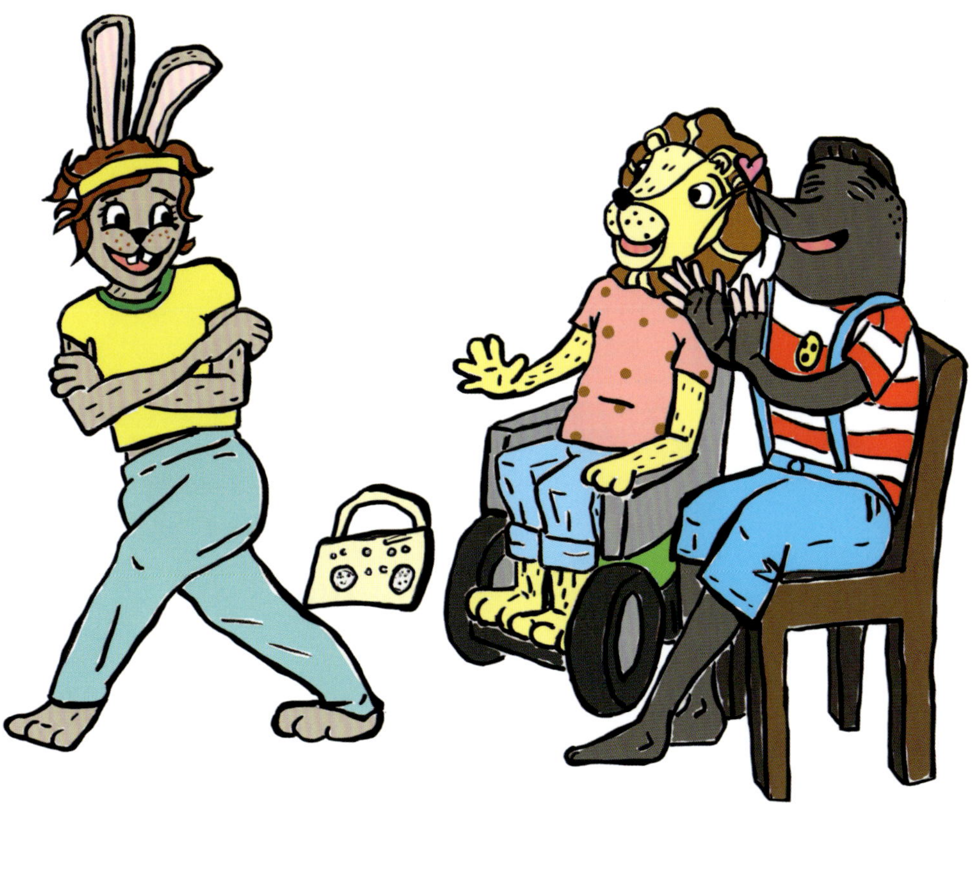

„Ah, wahrscheinlich bounct Liesa", sagte Brailli, „das ist eine typische Hip-Hop-Bewegung."
Wow, Brailli ist manchmal wie ein wandelndes Lexikon. Liesa sah, wie wir klatschten und wurde immer mutiger. Manchmal bewegte sie sich wie ein Roboter und dann wieder ganz fließend. Am Ende stand Liesa mit verschränkten Armen vor uns.

Brailli klatschte als Erster in die bewundernde Stille hinein. Doch wie konnte er sich so für ihren Tanz begeistern? „Na, die Musik hat mir gefallen", erklärte Brailli. „Außerdem merkt man an der Stimmung im Raum, ob auf der Bühne etwas Interessantes passiert!" Ich hatte den Eindruck, dass Liesa sich sehr über Braillis Lob freute.

Nach diesem Auftritt probte sie noch mehr und wollte unbedingt ihre Tanzgruppe in München treffen. Sie heißen Choreo-Coons und alle Tänzer sind gehörlos. Wie das geht, werden wir heute herausfinden.

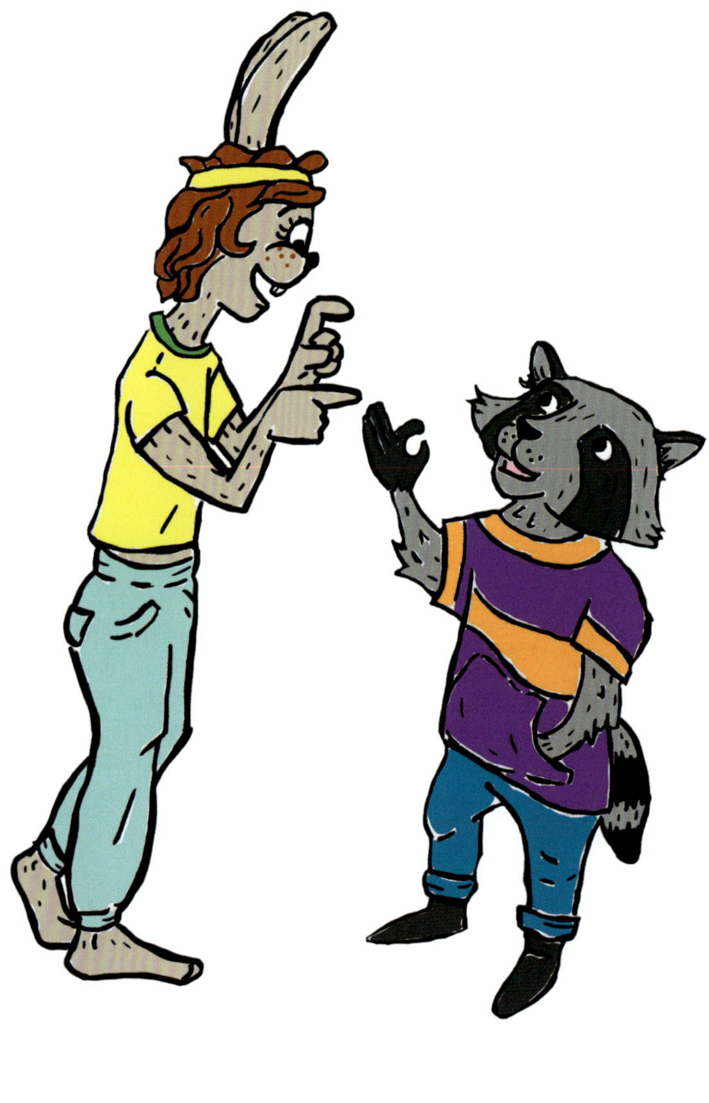

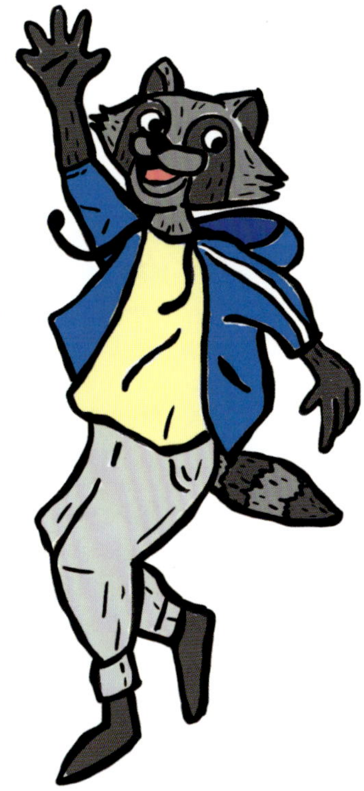

Als wir am Münchner Hauptbahnhof ankommen, werden wir von einem Waschbären begrüßt. Er hat Liesa sofort erkannt und fängt gleich an, mit ihr zu gebärden. Tobi übersetzt für uns.

Waschbär Pepe tanzt seit zwei Jahren bei den Choreo-Coons. Er führt uns in einen Hinterhof, wo sich ihr Tanzstudio befindet. Zum Glück ist der Raum im Erdgeschoss und ich kann ihn über eine Rampe erreichen.

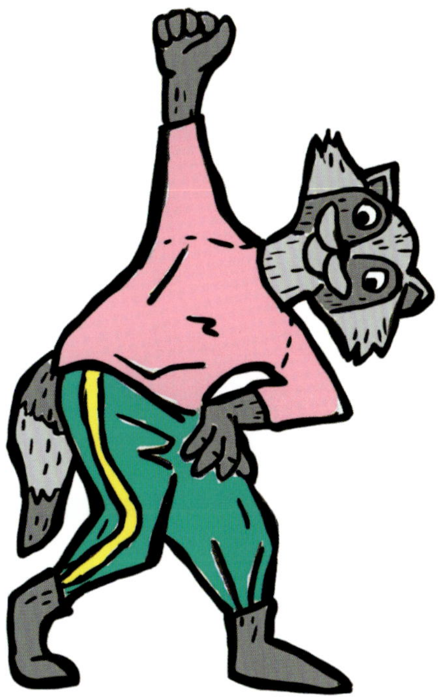

Als wir eintreten, hält sich Eddy gleich die Ohren zu. Pepe erklärt uns, dass die Musik so laut sein muss, damit sie dazu tanzen können. Die Bässe lassen den Boden vibrieren und an diesem Rhythmus orientieren sich die gehörlosen Tänzer.

Als Liesa den Raum betritt, laufen gleich alle zu ihr hin und gebärden wild durcheinander.

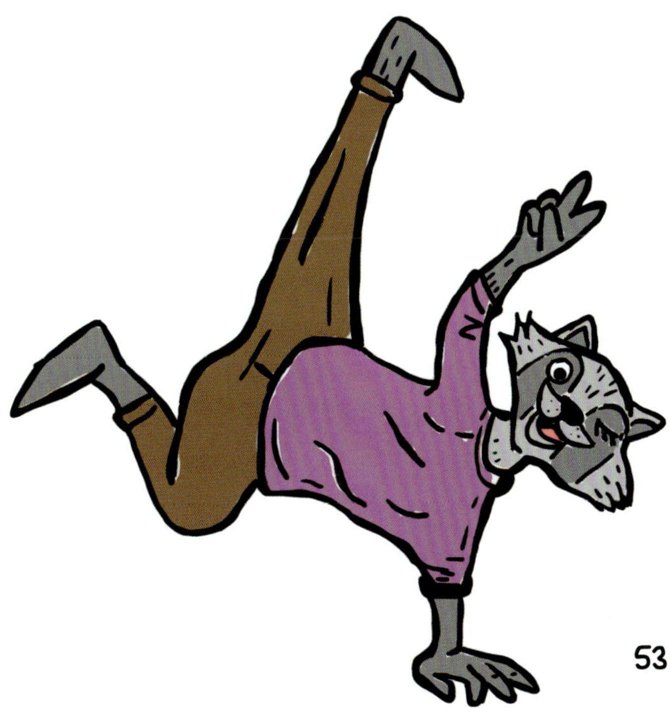

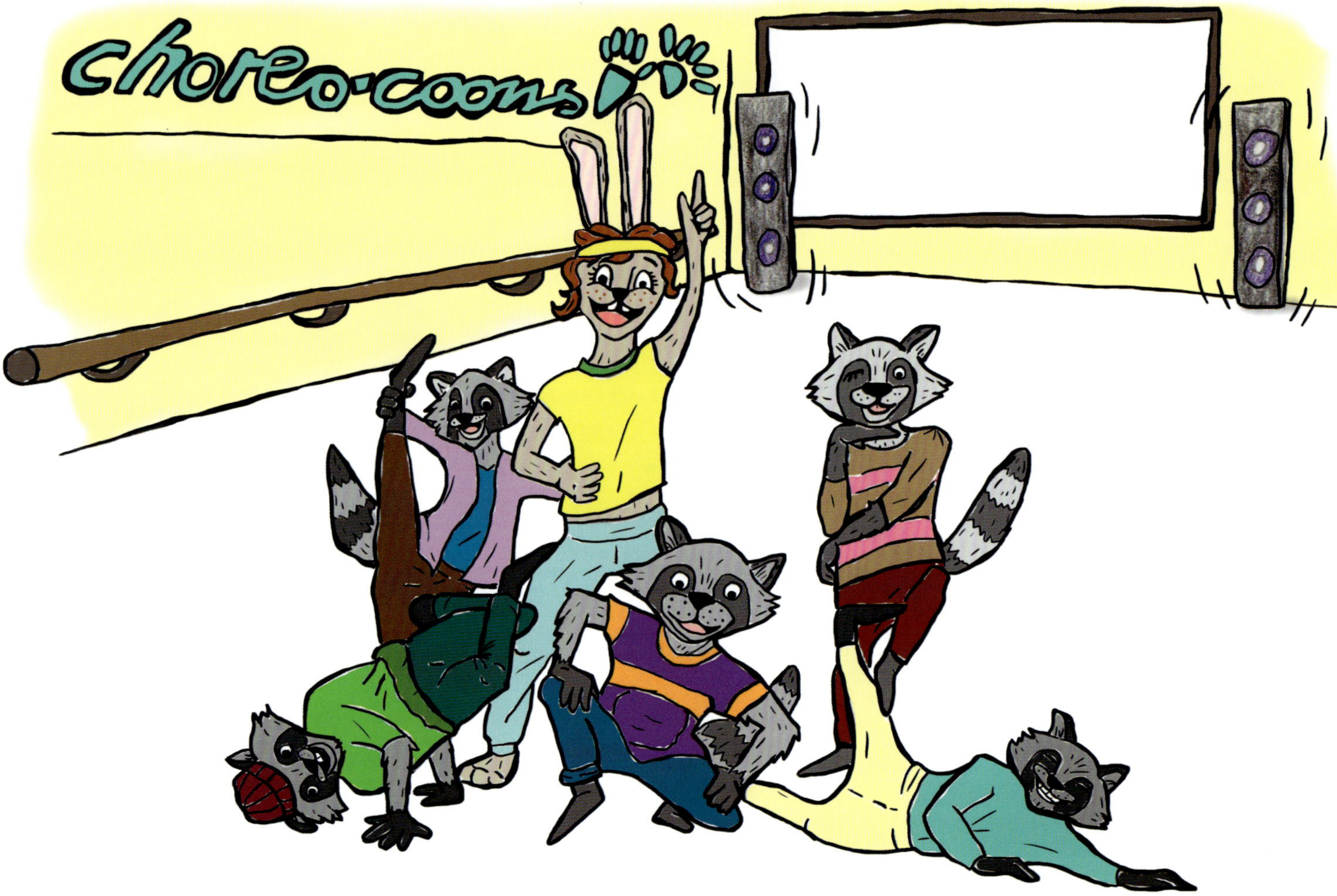

Dann werden ein paar Übungen zum Aufwärmen gemacht. Die Schritte kennt Liesa schon. Weil sie so aufgeregt ist, verliert sie zwei Mal den Anschluss. Wir feuern sie an und die Choreo-Coons helfen ihr, sich wieder zu erinnern.

Nach dem Training lädt Pepe uns in seine inklusive Wohngemeinschaft ein. Dort dürfen wir übernachten. Erst mal machen wir es uns im Wohnzimmer bei einer Limonade gemütlich und erzählen ein bisschen. Plötzlich schauen mich alle komisch an. „Hängt was in meiner Mähne?“, frage ich verwundert.

Doch als ich Pepes Mitbewohner Valentin im Türrahmen stehen sehe, wird mir alles klar. Der sieht ja aus wie ich!

Ich brauche ein paar Minuten, um mich zu fangen. Dann frage ich Pepe und Valentin, wie sie diese inklusive Wohngemeinschaft gefunden haben. „Der Verein WOHN:SINN hat uns geholfen", erzählt Valentin. Nun wohnt er mit seinen vier Mitbewohnern in dieser Wohnung. Zwei davon haben eine Behinderung und zwei nicht. Alle haben ihr eigenes Zimmer. Im Wohnzimmer essen sie zusammen.

Wichtig ist, dass alle Mitbewohner aufeinander achten. Man hilft und respektiert sich. „Natürlich gibt es auch mal Streit", sagt Valentin, „aber dann reden wir darüber und vertragen uns." Pepe kann ein bisschen Lippen lesen und Valentin kann gebärden. So können sie sich miteinander verständigen.

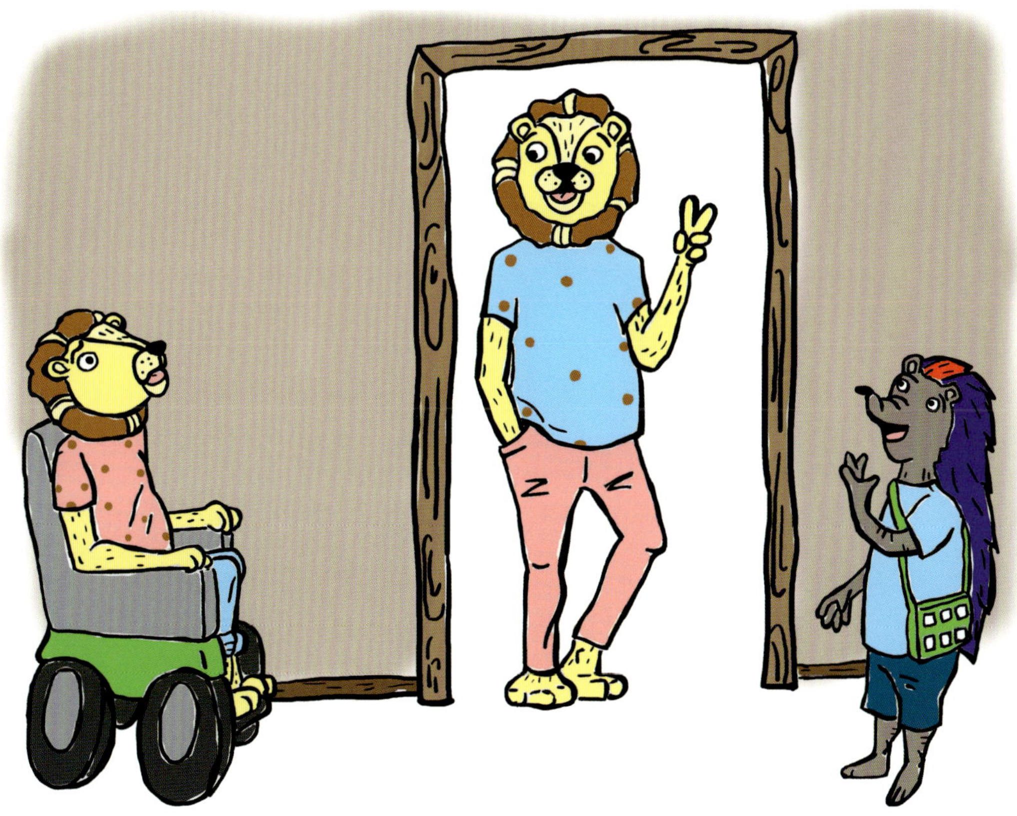

„Jetzt muss ich aber mal für kleine Löwen“, sage ich. Valentin führt mich zum Bad. Ihre Wohnung ist barrierefrei. Die Türen sind schön breit und haben keine Schwellen. Ich komme überall mit meinem Rolli hin. Das Bad wurde auch so eingerichtet, dass ich es ohne Probleme benutzen kann. Neben der Toilette sind Haltegriffe. Da schwinge ich mich gleich mal hoch.

Als ich wieder ins Wohnzimmer komme, traue ich meinen Ohren und Augen nicht. Pepe wirbelt auf dem Fußboden herum und Borstel rappt dazu mit seinem Talker.

„Hej ho, homie, hörst du mich? Ich bin der Borstel und rappe für dich. Hast du viele Fragen? Ich kann dir was dazu sagen. Mein Talker hier hilft mir mit dabei, drück einen Knopf und er sagt Kartoffelbrei…“

„Das war meine Idee“, sagt Valentin. „Mit dem Talker kann man total witzige Sachen machen! Ich spiele einen Beat ein und Borstel rappt dazu. Für einen ersten Rap war das richtig gut!“

Valentin klopft Borstel auf die Schulter und der wird gleich einen Kopf größer. Alle haben Spaß und ich werde ganz traurig. Valentin könnte mein Zwilling sein. Doch er kann laufen und ich nicht.

Borstel legt seinen Arm um mich. Er merkt gleich, dass etwas mit mir nicht stimmt. Valentin kommt zu uns rüber. „Ist was mit euch?“ „Alles in Ordnung!“, lüge ich. Ich will in dieser fröhlichen Runde bestimmt nicht der Kummerlöwe sein. Plötzlich fragt Valentin: „Leon, kommst du morgen mit mir zum Klettern?“ „Ich? Ich sitze doch im Rolli!“ „Das ist kein Problem.“, sagt Valentin und zwinkert mir zu.

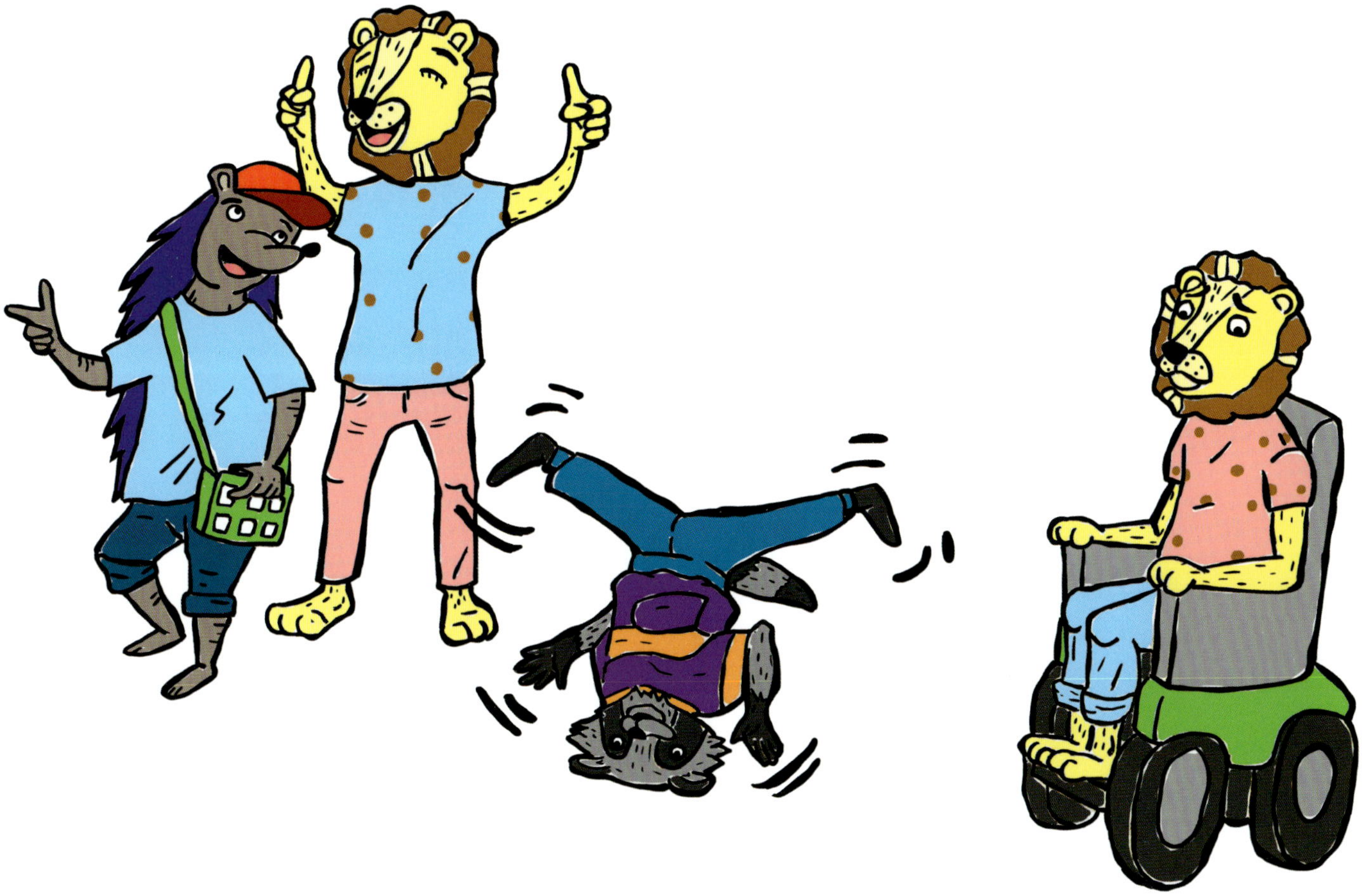

In der Nacht kann ich nicht schlafen und wälze mich hin und her. Was denkt sich dieser Valentin? Will er mich veralbern? Klettern im Rolli - das habe ich noch nie gehört!

Am nächsten Morgen erzähle ich den anderen von Valentins Plan. Doch sie wollen nicht mitkommen. Liesa übt mit Pepe und Tobi Tanzschritte. Brailli repariert den kaputten Laptop von Valentin. Borstel und Eddy schreiben einen neuen Rap-Song. Also, fahre ich mit Valentin allein.

Wir nehmen die U-Bahn. Das Einsteigen in den Waggon läuft ganz gut, weil er abgesenkt ist und ich vom Bahnsteig hineinrollen kann. Leider ist es total voll und ich habe alle möglichen Rucksäcke vor der Nase. Als wir aussteigen, muss ich erst mal durchatmen.

Dann stehen wir vor der Kletterhalle. Weil der Eingang nicht barrierefrei ist, müssen wir einen Umweg über das andere Gelände nehmen. Valentin erklärt, dass die Halle seinem Kletterverein nicht gehört.
Sonst wäre die längst barrierefrei. Der Verein heißt „Ich will da rauf!" Da klettern Personen mit und ohne Behinderung zusammen.

Als wir in die Kletterhalle kommen, bin ich wieder verunsichert. „Da ist gar kein Rollifahrer dabei!", sage ich schnippisch. Valentin lenkt gleich ein: „Heute bist du der einzige Rollifahrer. Aber unsere gehörlosen Kletterer sind da. Bei uns klettern auch Blinde und... einfach alle. Jeder kann mitmachen." Blinde Kletterer! Der will mich wohl verschaukeln. Dem werde ich es zeigen!

„Ich bin bereit", sage ich und tunke meine Tatzen in einen Topf mit weißem Pulver. „Das ist Magnesia und sorgt für besseren Halt", erklärt mir Valentin. Als ich meine Tatzen abklopfe, staubt es heftig.

Eine Trainerin hilft uns beim Anlegen der Gurte und des Seils. Die Sicherheit ist sehr wichtig beim Klettern. Erst als alles ordentlich vorbereitet ist, geht es los. „Wo willst du deine Tatze hinhaben?", fragt Valentin. „Keine Ahnung! Ich habe das noch nie gemacht!", schimpfe ich.

„Da vielleicht?", fragt die Trainerin und zeigt mir, wie ich weiter klettern könnte. In kleinen Schritten erklimme ich die Kletterwand. Dabei kann ich mich oft durch meine Armkraft nach oben ziehen. Irgendwann bin ich so weit geklettert, dass Valentin ganz klein aussieht. Er sichert mich von unten. Beim Abseilen ist mir richtig schwindelig vor Freude. Als ich unten angekommen bin, sagt Valentin: „Das hast du super gemacht!"

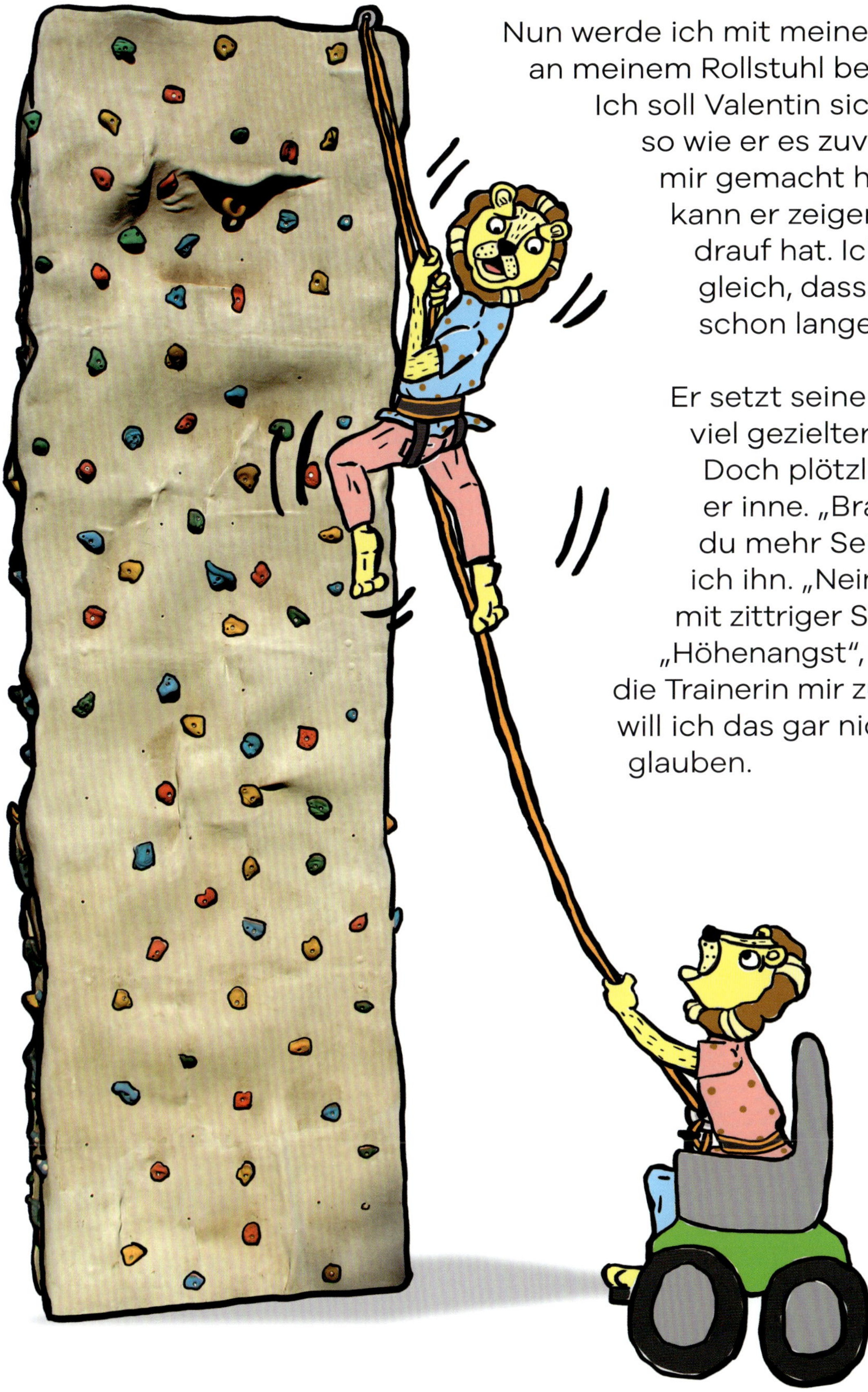

Nun werde ich mit meinem Gurt an meinem Rollstuhl befestigt. Ich soll Valentin sichern, so wie er es zuvor bei mir gemacht hat. Jetzt kann er zeigen, was er drauf hat. Ich sehe gleich, dass Valentin schon lange klettert.

Er setzt seine Tatzen viel gezielter als ich. Doch plötzlich hält er inne. „Brauchst du mehr Seil?“, frage ich ihn. „Nein“, sagt er mit zittriger Stimme. „Höhenangst“, flüstert die Trainerin mir zu. Zuerst will ich das gar nicht glauben.

Doch dann sehe ich, dass Valentin seine Augen zusammenkneift. „Willst du zurück?“, frage ich ihn. Valentin nickt. Zusammen mit der Trainerin lotse ich ihn nach unten.
„Hey, so weit oben war ich noch nie!“, sagt Valentin, als er wieder neben uns steht. Er hält mir seine staubige Tatze hin und wir schlagen ein.

Auf der Rückfahrt gibt Valentin zu, dass er Höhenangst hat. „Dann hast du auch eine Behinderung“, sage ich und wir lachen. „Du bist echt verrückt. Klettern mit Höhenangst! Darauf muss man erst mal kommen!“ Valentin sagt, dass Klettern ein gutes Mittel dagegen sein kann. Außerdem wollte er auf diesen tollen Sport nicht verzichten. Das kann ich sehr gut verstehen.

In der Wohngemeinschaft erzählen wir den anderen von unserem Klettererlebnis. Natürlich verrate ich Valentins Geheimnis nicht und er sagt zu mir: „Leon, du hast richtig Kraft!“ Dann boxt er mir sanft gegen die Schulter wie ein richtiger Freund.

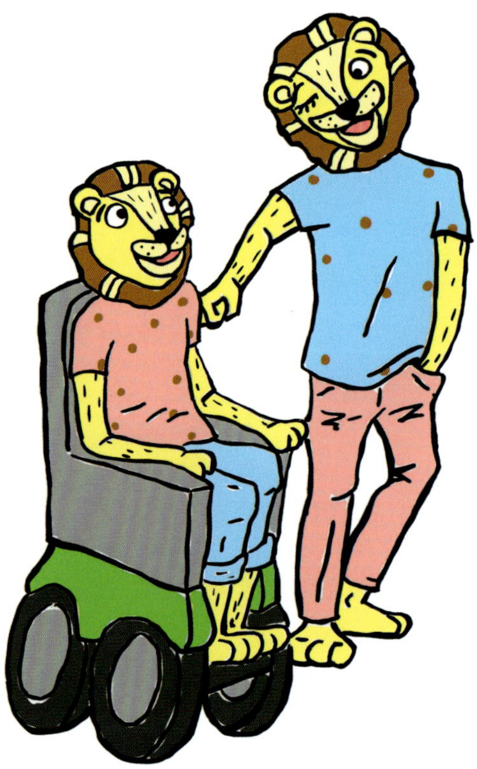

Manege frei für Hannah

Vor ein paar Tagen bekam Eddy einen Anruf von unserer Freundin Hannah. Sie hat uns alle nach Berlin eingeladen. „Dort wohnt sie jetzt und hat einen Sonnenstich“, erzählt Eddy. „Bist du dir sicher, dass Hannah das so gesagt hat?“, frage ich ihn. „Sonnenstich hat sie gesagt und dass sie eine Überraschung hat“, beteuert Eddy so sehr, dass es schwerfällt, ihm nicht zu glauben. Nun möchten wir wissen, was hinter der Geschichte steckt und freuen uns auf ein Wiedersehen mit Hannah.

Als wir im Zug sitzen, frage ich Eddy, ob er weiß, wo wir aussteigen müssen. „Na klar, weiß ich das! Wir fahren zum Hauptbahnhof.“ Nach sechs Stunden Zugfahrt kommen wir in Berlin an. Wir wissen gar nicht, wo wir zuerst hinschauen sollen. Der Bahnsteig ist voller Leute. Sie tragen Taschen oder ziehen Koffer auf kleinen Rollen hinter sich her.
Mit dem Aufzug erreichen wir eine höhere Ebene des Hauptbahnhofs und treten hinaus auf den Vorplatz. Dort fahren verschiedene Straßenbahnen.

Als wir noch nach der richtigen Linie Ausschau halten, hüpft Eddy schon zur Haltestelle. Wir fahren nur ein paar Minuten und kommen an eine große Parkanlage. Hannah wird uns hier abholen. Eddy ist ganz aufgeregt. Das merke ich daran, dass er zappeliger ist als sonst.
„Seht ihr Hannah irgendwo?“, fragt er.
Alle schütteln den Kopf.

Auf einmal sehe ich etwas, das ich noch nie gesehen habe. Ein großer roter Ball rollt über den Bürgersteig und obendrauf balanciert unsere Freundin Hannah.

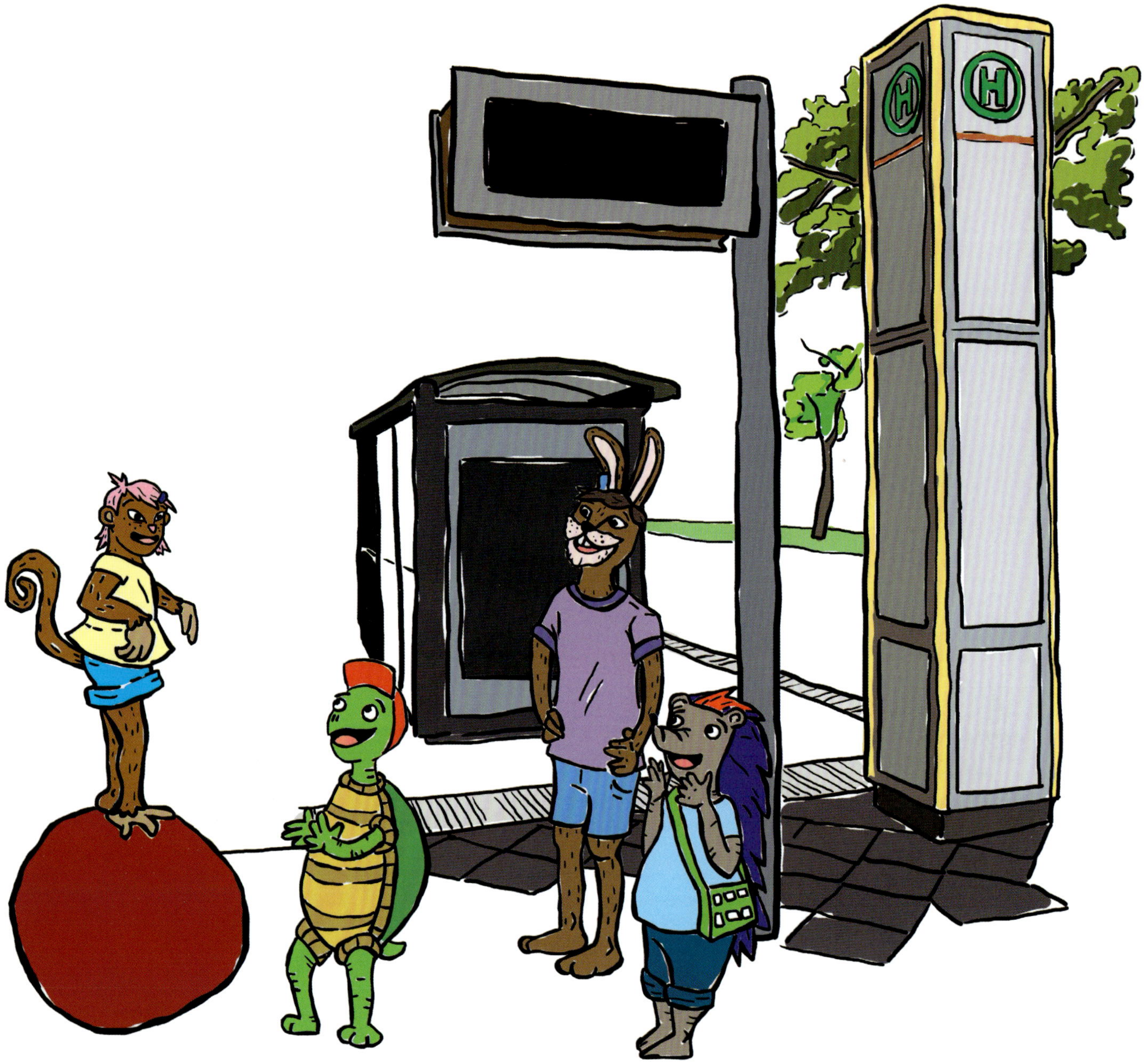

„Wow!“, quietscht Eddy und auch die Münder der anderen stehen offen. „Was macht sie?“, will Brailli wissen. „Sie... sie balanciert auf einem Ball...“, stammle ich. „Herzlich Willkommen in Berlin!“, ruft Hannah.

Dann lässt sie sich vom Ball rutschen und landet direkt vor uns. „Das war ja toll“, sage ich, „aber solltest du dich nicht schonen wegen des Sonnenstichs?“

Hannah lacht laut los und klärt das Missverständnis auf. Ihr geht es hervorragend. Sie ist jetzt Artistin beim „Circus Sonnenstich" in Berlin. Dort trainieren viele verschiedene Artisten zusammen und zeigen ihre Aufführungen später vor Publikum.

„Manche im Circus Sonnenstich haben Trisomie 21. Ich nämlich", erzählt Hannah. „Aber da sind auch welche, die das nicht haben. Die können dafür andere Dinge."

Hannah hat schon viel im Circus Sonnenstich gelernt. Sie kann jonglieren und balancieren. Ihre spezielle Bühnennummer ist die linksgedrehte Affenschraube. Die kann nur sie. „Die führe ich heute vor. Beim Pankow-Festival.", sagt Hannah.

So kurz in Berlin und schon eine Berühmtheit. „Das schafft wirklich nur Hannah!", sagt Eddy und grinst. Wir wollen die linksgedrehte Affenschraube unbedingt sehen und kommen mit.

Hannah führt uns durch den Park zur Max-Schmeling-Halle. Jedes Jahr findet dort das Pankow-Festival statt. Auf einer Bühne spielt gerade eine Band. Hannah führt uns herum. Sie trägt einen kleinen Umhang und sieht aus wie eine Superheldin. „Wer fliegen kann, muss so aussehen", erklärt sie uns.

Auf einmal entdecke ich ein paar Rollifahrer, die einem Basketball hinterherheizen. „Willst du auch mal?", ruft einer der Bären, der seinen Rolli geschickt zu mir dreht. Bevor ich ablehnen kann, wirft er mir schon den Ball zu. Als ich ihn auffange, ruft der Bär erneut: „Nicht schlecht und jetzt los!" Das lasse ich mir nicht zweimal sagen und rolle aufs Spielfeld.

Es geht gleich ganz schön zur Sache. Die sind wirklich nicht zimperlich und geben alles, um den Ball in den Korb zu kriegen. Nach der ersten Runde brauche ich erst mal eine Verschnaufpause.

Der Bär kommt zu mir und sagt, dass er Dirk Nowitzki heißt. „Ha ha, du Scherzkeks!", antworte ich. „Ok ok, eigentlich heiße ich Arthur, aber ich spiele fast so gut Basketball wie Dirk Nowitzki", sagt er und grinst. „Das habe ich gesehen", lobe ich Arthurs Können. „Ich bin Leon und weißt du was? Ich glaube, ich habe endlich einen Sport gefunden, den ich gerne machen würde." „Na phantastisch! Dann kannst du mit mir zum Pfeffersport gehen. Das ist ein inklusiver Sportverein hier in Berlin. Die haben ganz viele Angebote und jeder kann mitmachen."

„Ich würde ja gerne, aber ich wohne in Leipzig.", antworte ich und bin ein bisschen traurig. „Mhm, den Pfeffersport gibt es nur in Berlin, aber in Leipzig kannst du bestimmt auch Basketball spielen." „Das werde ich noch herausfinden", sage ich.

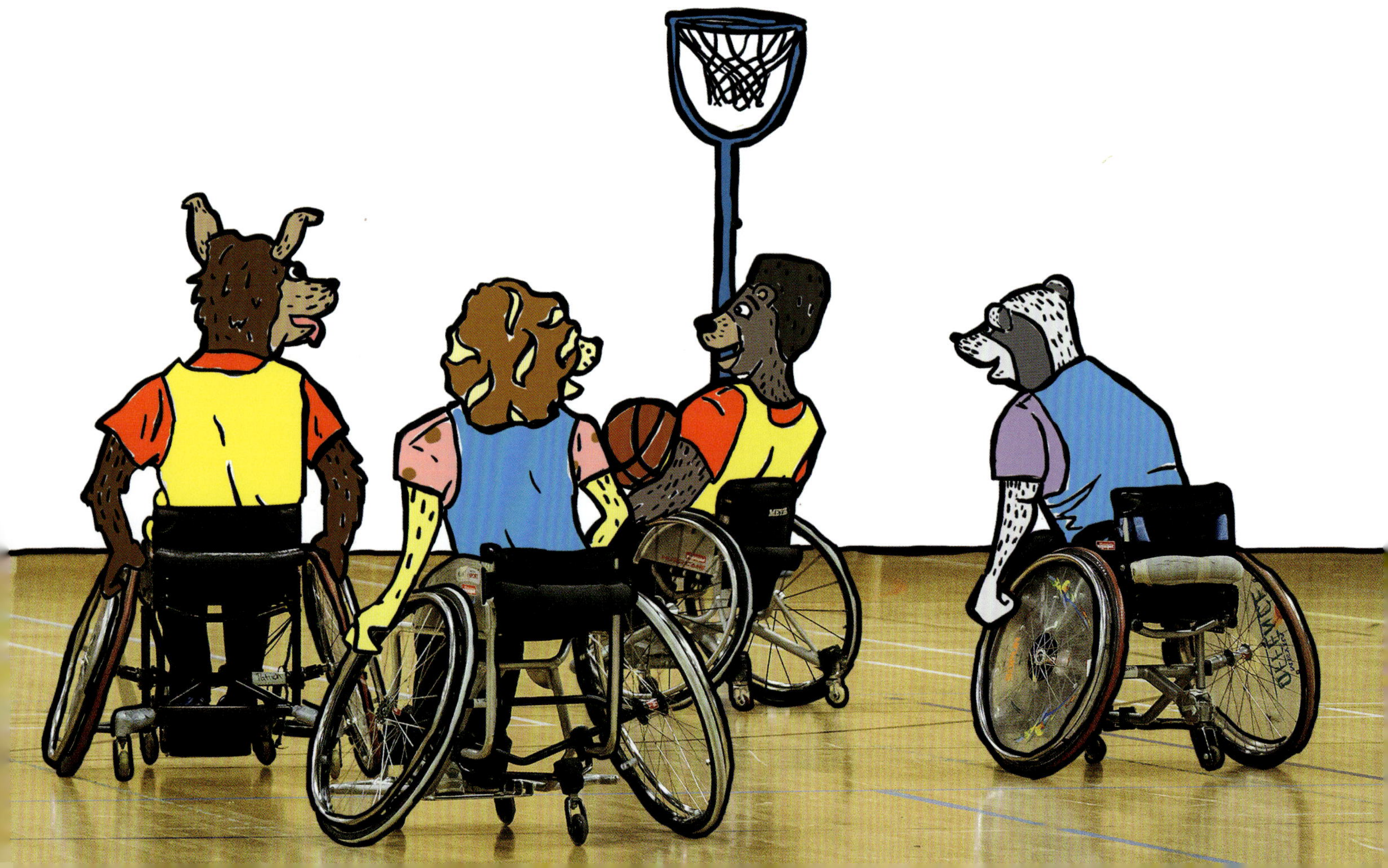

„Pfeffersport veranstaltet das Pankow-Festival übrigens jedes Jahr. Du kannst ja beim nächsten Mal wiederkommen“, tröstet mich Arthur. „Das ist eine gute Idee“, sage ich und höre schon eine Ansage, die Hannah als nächsten Programmpunkt ankündigt.

„Willst du mal eine linksgedrehte Affenschraube sehen?“, frage ich Arthur. Er schaut mich ganz verwirrt an: „Was ist das?“ „Ich weiß auch noch nicht, was uns erwartet. Ich hoffe nur, dass alles gut geht.“

Nun habe ich Arthur neugierig gemacht. Er folgt mir durch die Menge, die sich vor der Bühne versammelt hat. Ich kriege wieder gar nichts mit, weil alle Leute vor mir stehen. Arthur kennt das Problem und winkt mich zu einem Podest.

Als wir weiter oben stehen, sehen wir beide endlich etwas. Neben der Bühne entdecke ich jemanden, der das Gesagte in Gebärdensprache übersetzt. Tobi und Liesa können also auch ganz entspannt an der Veranstaltung teilnehmen.

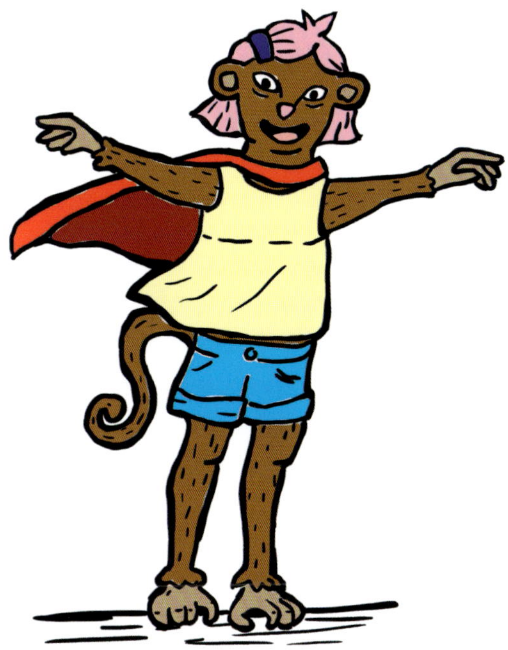

Dann geht die Show los. Zwei Artisten kommen auf die Bühne und balancieren dabei auf großen Bällen. „Ist das schon die Affenschleuder?“, will Arthur wissen. „Affenschraube… linksgedreht… nein, ist sie nicht. Hannah ist gar nicht dabei!“, erkläre ich ihm.

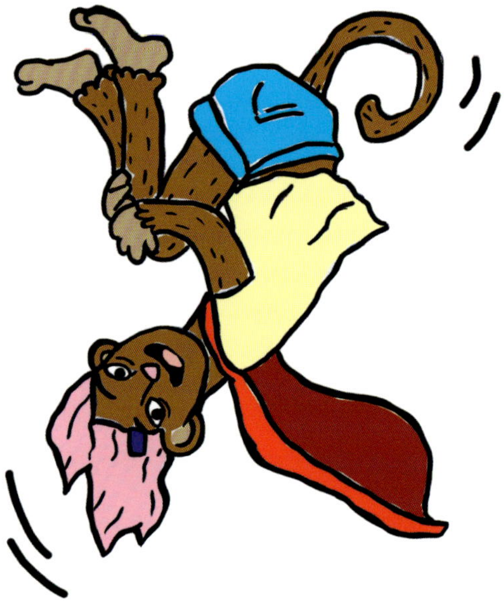

Die Artisten auf der Bühne setzen noch einen drauf und machen beim Balancieren Hula-Hoop. Die Kunststücke sind beeindruckend. Nun will ich aber endlich die linksgedrehte Affenschraube sehen.

Ich suche die ganze Bühne nach Hannah ab und finde sie noch immer nicht. Plötzlich sehe ich einen roten Umhang im Wind wehen.

„Da ist Hannah“, sage ich zu Arthur und zeige auf den Kletterturm, der neben der Bühne steht. „Was macht sie da? Will sie da etwa runterspringen?“, fragt mich mein neuer Freund erschrocken.
Ich kann gar nichts mehr sagen und kneife meine Augen zusammen. Als ich ein bisschen blinzele, stürzt sich Hannah in die Tiefe.

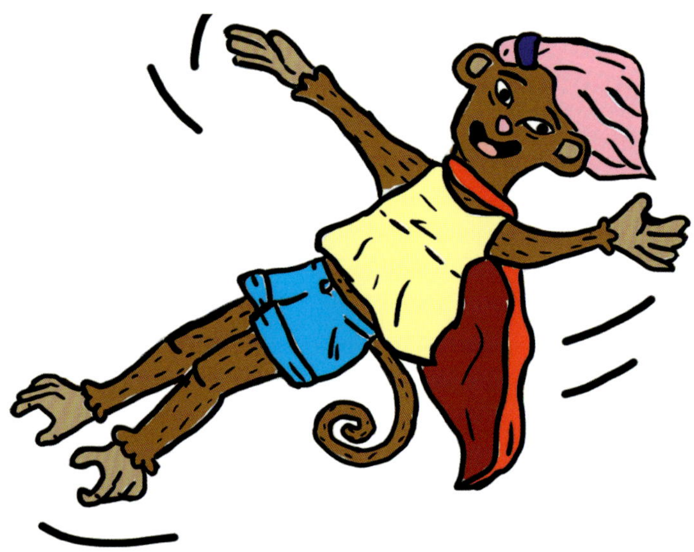

Auf einmal sehe ich, wie Eddy losrennt. Er stolpert an den Leuten vorbei und hält die Arme vor seinen Körper. So schnell habe ich ihn noch nie rennen sehen. Inzwischen hat Hannah sich schon drei Mal um ihre eigene Achse gedreht. Natürlich linksherum.

Und dann passiert das Unmögliche. Eddy schafft es wirklich gerade noch, Hannah aufzufangen.
Die Menge tobt und jubelt. Einer ruft: „Der sollte auch zum Zirkus gehen!"

Arthur und ich rollen gleich zu den beiden rüber. Meine anderen Freunde kommen auch dazu. Hannah will wissen, wie uns ihr Kunststück gefallen hat.

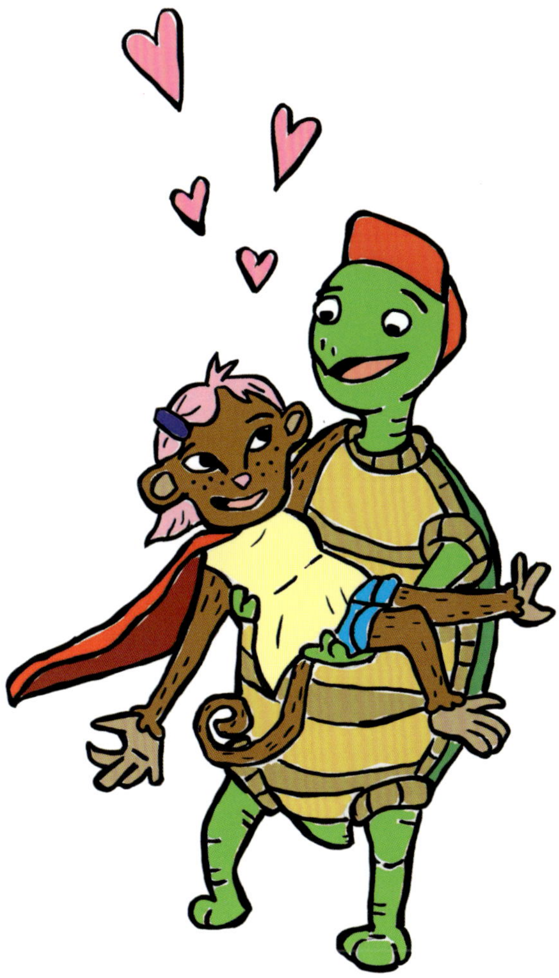

Brailli meint: „Ich habe die linksgedrehte Affenschraube zwar nicht gesehen, aber zum ersten Mal habe ich ganz viele Herzen in die Hosen rutschen hören.“

Hannah kommt aus dem Lachen nicht mehr raus und spendiert uns allen eine Limonade. Und Eddy? tIch glaube, er bemerkt gar nichts mehr um sich herum. Er hat nur Augen für Hannah und lächelt sie an.

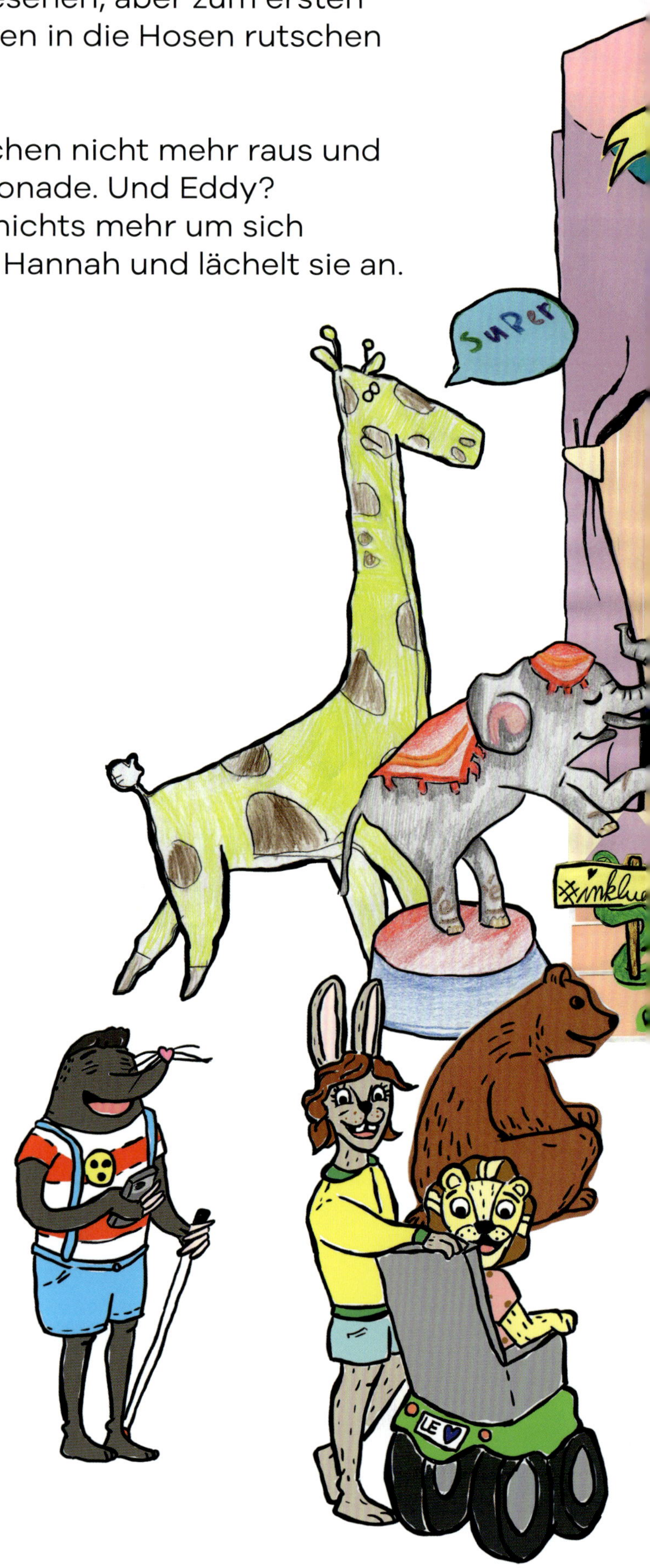

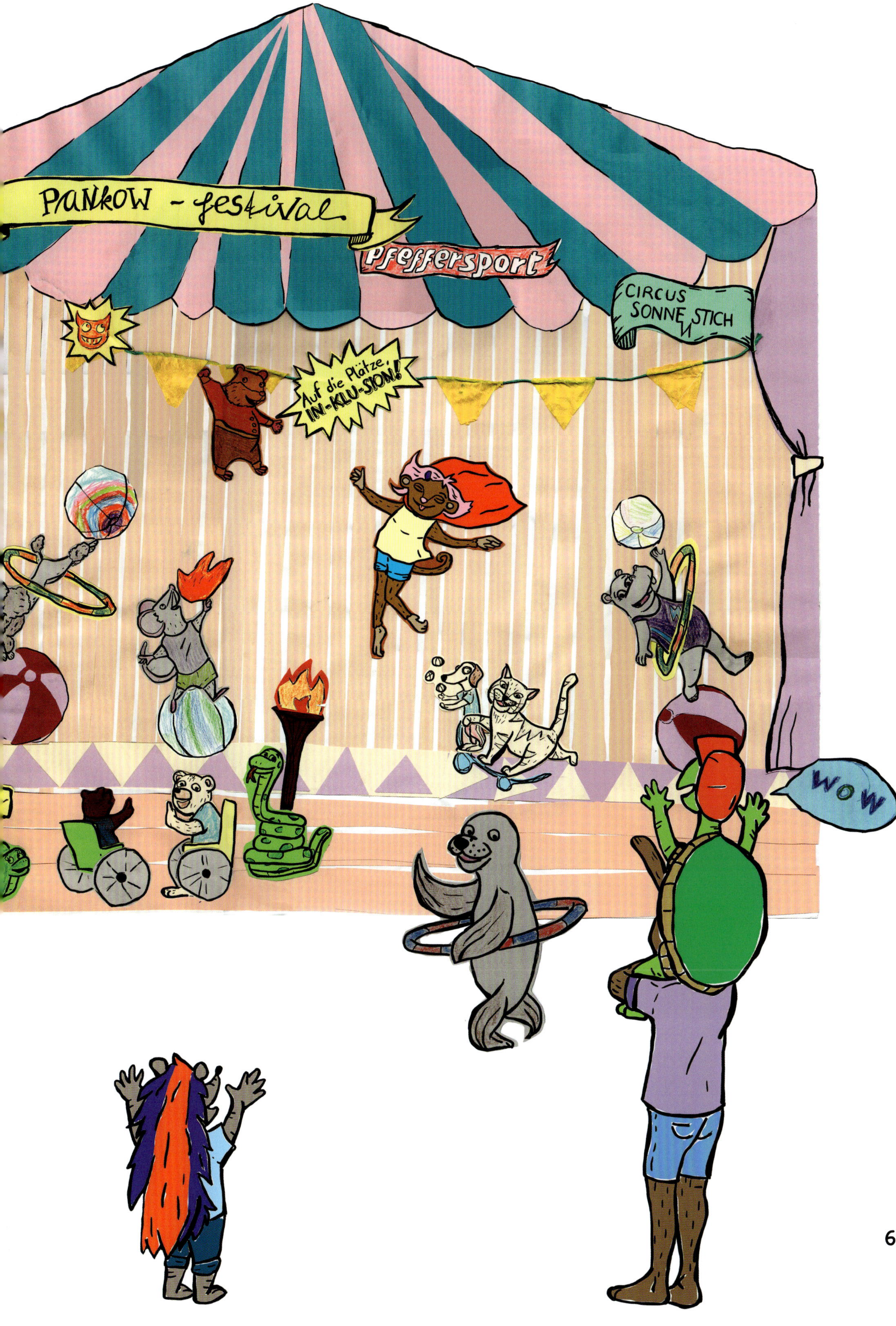
PANKOW - festival
Pfeffersport
CIRCUS SONNENSTICH
Auf die Plätze, IN-KLU-SION!
WOW

Ein Zittern im Dickicht

„Leon, wo fahren wir als nächstes hin?“, will Tobi wissen. Alle schauen mich erwartungsvoll an. „Ich fahre mit euch in den Thüringer Wald.“ Liesa gähnt. Diesmal übersetzt Borstel ihre Gebärde: „Lang-weil-ig!“ Eddy hätte das auch gesagt. Doch er bleibt noch länger bei unserer Freundin Hannah in Berlin. Die anderen sehen so aus, als ob sie auch lieber dortgeblieben wären. Ich muss ihnen mein Ausflugsziel erst mal schmackhaft machen.

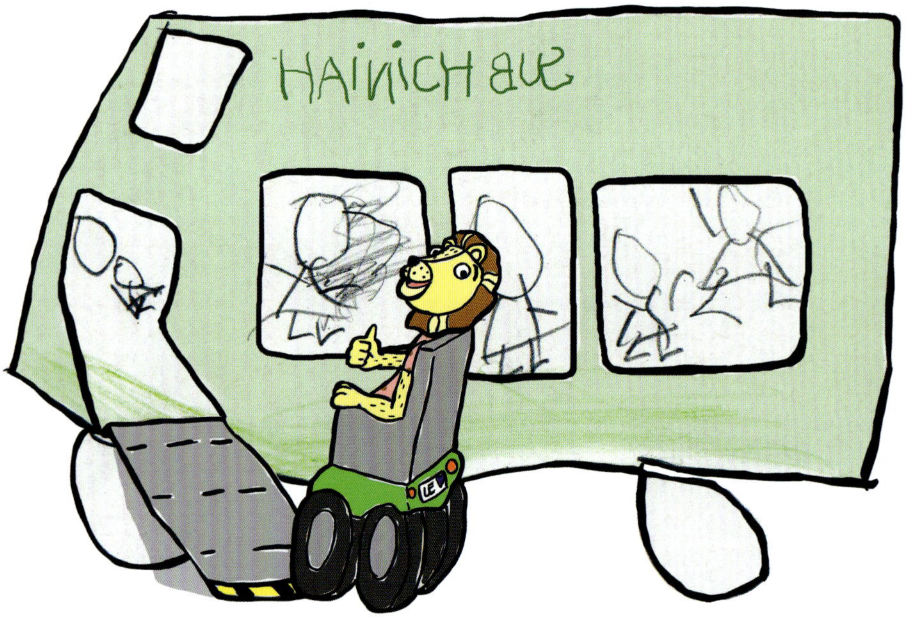

„Der Hainich ist der größte Laubwald Deutschlands“, versuche ich meine Freunde zu beeindrucken. „Das ist ein richtiger Urwald!“ „Das klingt schon eher nach Abenteuer. Wir kommen mit!“,meint Tobi.

Zuerst sind wir mit dem Zug unterwegs. Dann soll es vom Bahnhof in Eisennach mit dem Hainich-Bus weitergehen. Über eine angelegte Rampe gelange ich mit meinem Rolli hinein. Während der Fahrt erkläre ich Brailli, was es alles zu sehen gibt: Weite Felder, bunte Wiesenblumen und schöne Bäume.

Nach knapp einer Stunde kommen wir am Nationalpark an. Liesa führt Brailli auf den Parkplatz. Tobi und Borstel stehen an einer Anzeigetafel und lesen Informationen zum Hainich durch.

Wir überqueren noch eine Straße und landen vorm Nationalparkzentrum. Alle kaufen ein Ticket und schon sind wir drin. „Mmh, macht Tobi. Liesa zeigt die Gebärde für Urwald und zuckt mit den Schultern. „Wartet doch mal ab! Wir müssen erst auf den Baumkronenpfad. Dann sehen wir den Hainich besser."

„Was-ist-das?", fragt Borstel. „Ihr werdet es gleich sehen!", rufe ich und rolle zum Aufzug.
Als wir oben auf dem Baumkronenpfad ankommen, sind alle begeistert. Wir stehen mitten in einem dichten Blätterwerk.

Ein langer Steg führt uns direkt an den Baumwipfeln vorbei. Er ist mit Figuren aus Holz geschmückt. Wir sehen einen großen Schmetterling und eine Fledermaus.

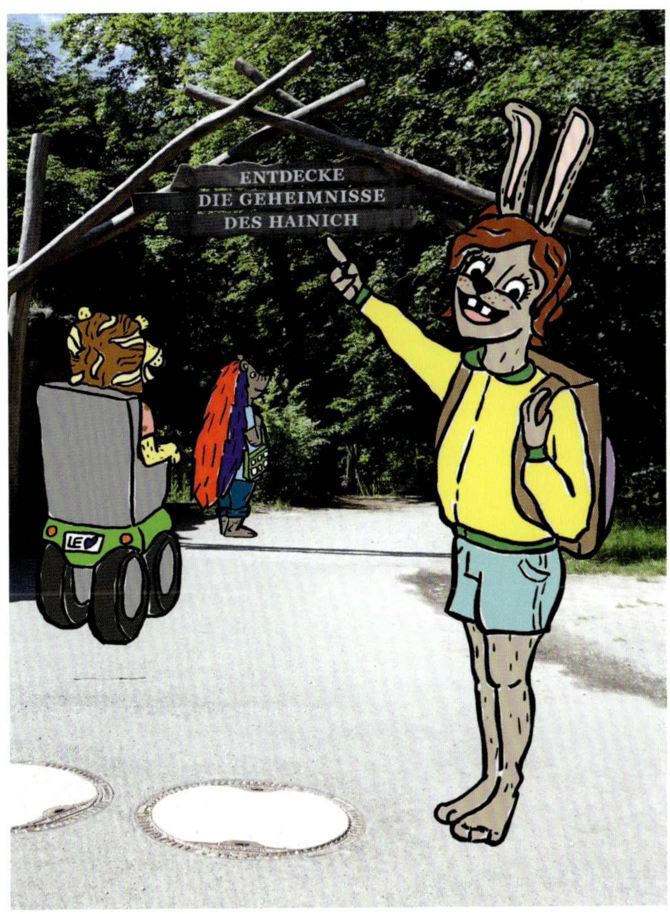

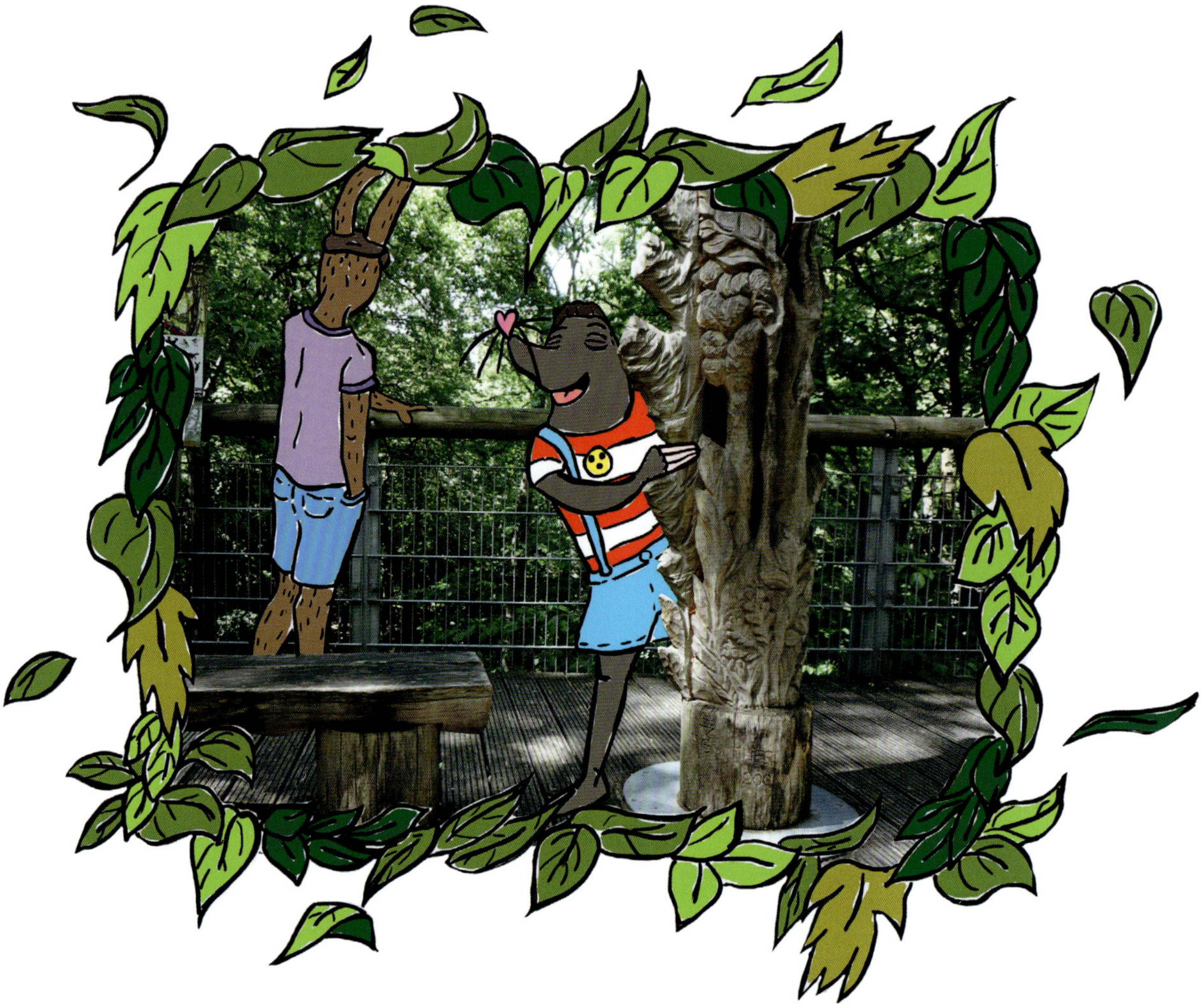

An verschiedenen Stationen des Baumkronenpfades kann man Spiele machen und Interessantes über den Hainich erfahren.

Dann kommen wir an einen großen Turm. Liesa sieht mich ganz traurig an und zeigt auf die Treppe. „Geht ruhig! Ihr könnt mir ja erzählen, was es oben zu sehen gibt." „Ab-ge-macht!", sagt Borstel und geht als Erster die Stufen hinauf. Liesa und Tobi folgen ihm.

„Ich bleibe bei dir. Hier unten sehe ich dasselbe wie oben!", sagt Brailli. Ich halte kurz inne. Dann müssen wir beide lachen.

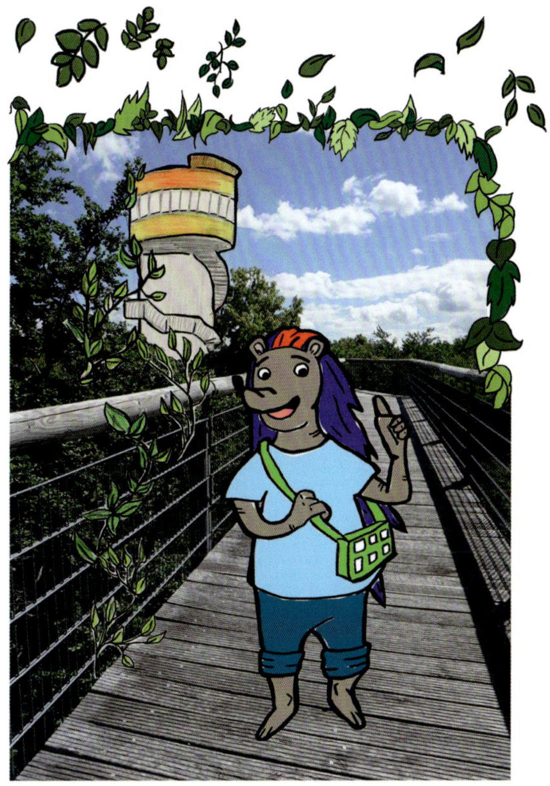

Ich schaue zum Turm hinauf. Unsere Freunde sind noch nicht zu sehen. „Wo bleiben die bloß!“, sage ich eher zu mir selbst.

„Hörst du das auch?“, fragt Brailli auf einmal. Ich fange gleich an zu flüstern:
„Was meinst du?“
„Na, dieses Wimmern.“
Ich drehe mich in alle Richtungen.

Doch ich weiß wirklich nicht, was Brailli meint. „Da sind sie!“, rufe ich, als die anderen oben an der Brüstung erscheinen. Sie winken uns zu und rufen etwas. Ich zucke mit den Schultern, weil ich kein Wort verstehe. Borstel stellt seinen Talker ganz laut ein und hält ihn uns entgegen. „Schö-ne-Aus-sicht!“, schallt es nach unten.

Plötzlich raschelt es im Dickicht. Etwas springt umher. „Denkst du, dass es hier wilde Tiere gibt?“, frage ich Brailli. Der grinst nur und sagt: „Ich habe gelesen, dass im Hainich Wildkatzen leben. Aber vor denen brauchst du doch keine Angst haben!“ „Ich? Ich habe keine Angst!“, sage ich schnell.

Bevor Brailli mich noch mehr necken kann, kommen die anderen vom Turm herunter. „Habt ihr den kleinen Hirsch gesehen?“, will Tobi wissen. „Nein, aber wir haben gehört, dass ein Ungeheuer durchs Dickicht springt“, sagt Brailli und grinst wieder.
„Ha ha“, mache ich. Dann wird Brailli ganz ernst. „Vielleicht kam das Wimmern von dem kleinen Hirsch und er ist verletzt.“

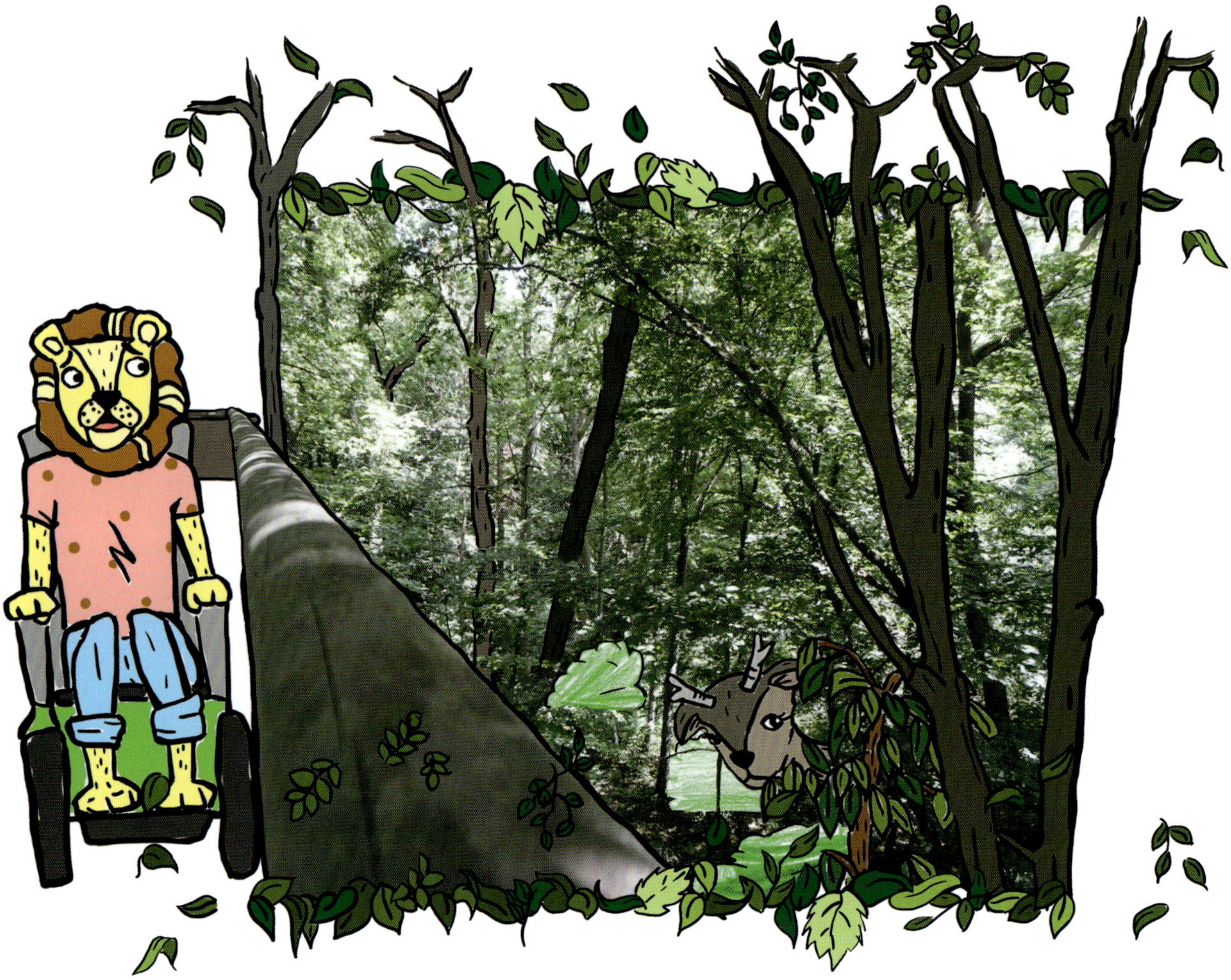

Wir haben keine Zeit zu verlieren. „Los, wir suchen ihn!“, sagt Tobi. Borstel hat auch eine gute Idee. „Ob-en“, sagt er. Wir verstehen. Wenn Borstel auf dem Baumkronenpfad bleibt, hat er einen besseren Überblick. Mit seinem Talker kann er uns sagen, in welche Richtung wir gehen müssen.

Ich fahre mit Brailli, Liesa und Tobi im Aufzug nach unten. Erst mal müssen wir uns orientieren. Wir streifen durch den Wald. Als wir ein paar Minuten unterwegs sind, ertönt ein: „Hier-her!“
Brailli hat ein sehr gutes Gehör und läuft in die Richtung, aus der Borstels Talkerstimme kam.

Plötzlich ist da wieder das Wimmern. Es ist ganz leise und kommt aus einem Gebüsch direkt vor uns. Als ich mit meinem Rolli um den Busch herumfahre, springt der kleine Hirsch hervor. Seine Augen sind weit

geöffnet. „Haben wir ihn gefunden?", will Brailli wissen. „Ja, aber ich glaube, ich habe ihn furchtbar erschreckt!" Brailli hat eine Idee: „Vielleicht liegt es an dem Rollstuhl. Lass mich mal!" Ich fahre ein Stück zurück.
Brailli geht ganz langsam auf den Hirsch zu. Als er nur noch drei Schritte von ihm entfernt ist, bleibt er stehen. Dann flüstern sie sich etwas zu. „Er heißt Fitz und hat große Angst vor Fremden", erklärt uns Brailli. „Wir müssen ganz vorsichtig sein."

Liesa fragt, ob er verletzt ist. Tobi gebärdet Braillis Antwort für Liesa: „Heute Nacht gab es einen Sturm. Viele Bäume haben ihre Äste und Zweige verloren. Manche sind sogar umgekippt und versperren die Wege. Weil der Hainich ein Urwald ist, greift hier niemand in den Lauf der Natur ein."
Liesa lächelt und gebärdet, dass das doch etwas Gutes ist. Da hat sie recht, aber für Fitz ist dieses Durcheinander ein riesiges Problem.

„Das ist bei Autisten so", erklärt uns der kleine Hirsch. „Bei jedem ist das ein bisschen anders. Ich brauche viel Ruhe. Ordnung hilft mir. Hier habe ich immer mein Futter gesucht und bin an einen geschützten Platz gegangen, bevor die Besucher des Baumkronenpfades kamen. Nun bin ich verloren!"

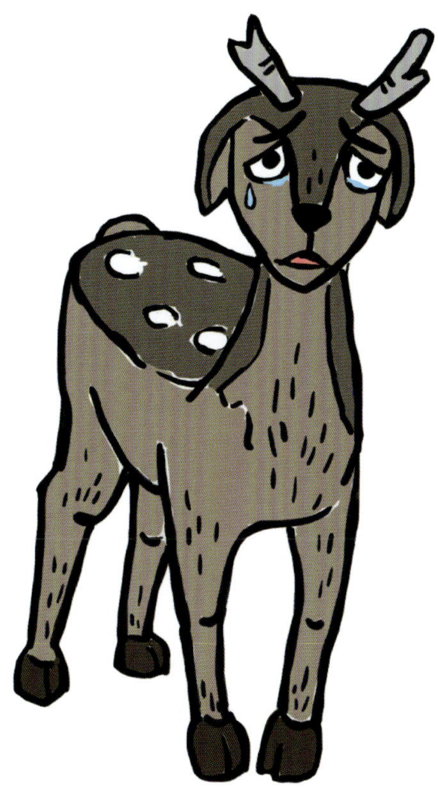

Jetzt verstehen wir langsam, was mit Fitz los ist. Wieder eine Behinderung, die man nicht sieht und von der es viele verschiedene Formen gibt. „Hel-fen!“, höre ich Borstels Talker. Da sind wir uns alle einig. Doch kurz danach folgen die Zweifel.

„Wie sollen wir das alleine schaffen?“, fragt Tobi. Es macht mir Sorge, dass ausgerechnet er keinen Ausweg weiß. Liesa klopft ihm auf die Schulter und gebärdet: „Wir können es hinkriegen. Fitz geht jeden Tag dieselbe Strecke. Er zeigt sie uns einfach und dann räumen wir diesen Weg frei.“ „Puh, das klingt nach viel Arbeit“, bemerke ich. „Das sollte uns aber nicht abhalten“, schaltet sich Brailli ein. Gesagt, getan!

Brailli kümmert sich um Fitz. Liesa, Tobi und Borstel schaffen schon einmal die Äste und Zweige beiseite, die sie tragen können. Wenn etwas zu schwer wird, fahre ich es mit meinem Rolli weg. Eine ganze Weile sieht es danach aus, als ob Liesas Plan gut funktioniert.

Doch dann kommen wir an eine Gabelung. Ein Weg ist frei und der andere mit einem Baumstamm versperrt. „Fitz, wo bist du immer langgegangen?“, will Brailli wissen. Der kleine Hirsch deutet auf den versperrten Weg.

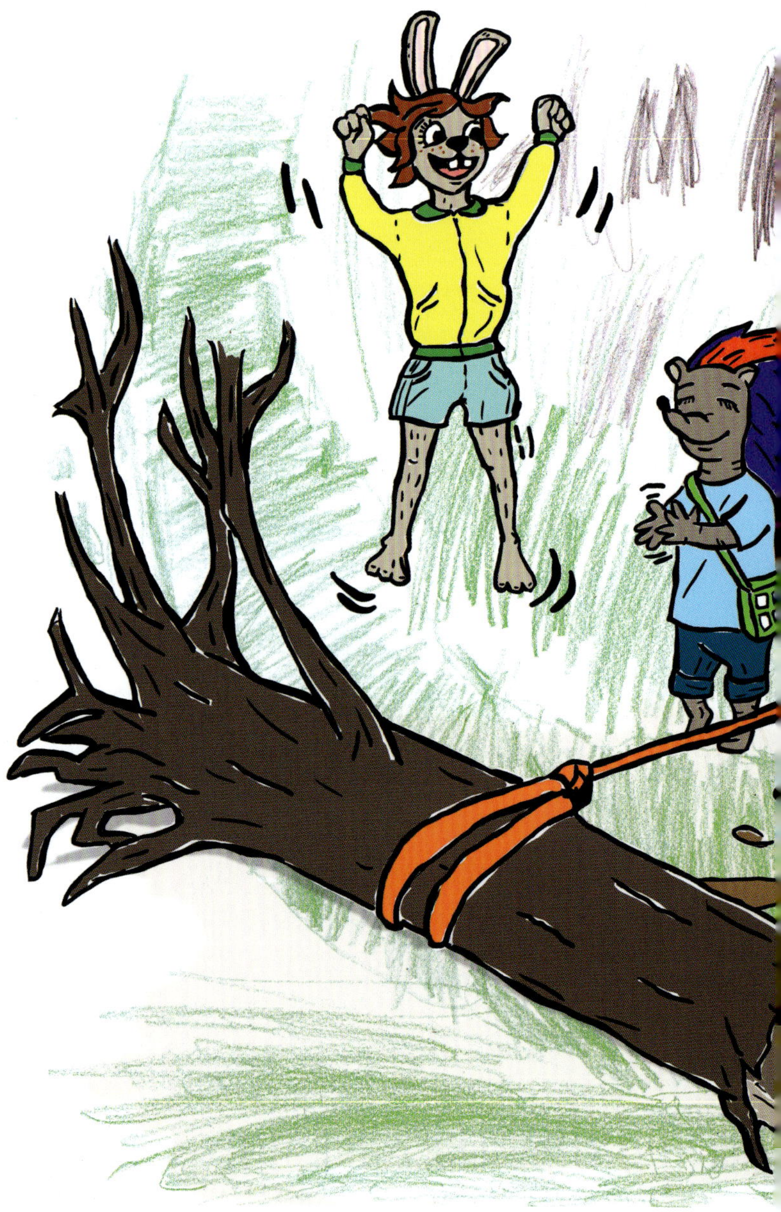

Ich schaue in die Runde. Alle sehen müde aus. Aber Aufgeben ist keine Lösung. Ich wühle in meinem Rucksack herum. Als er schon beinahe leer ist, ziehe ich ein langes Seil heraus. „Was ist das?“, will Tobi wissen. Ich klatsche vor Freude in meine Tatzen. „Ein Kletterseil von Valentin. Er hat es mir in München geschenkt. Damit können wir etwas machen!“

Nun strahlt Tobi wieder. Er wickelt das Seil um den Baumstamm und zieht es so fest er kann. Das andere Ende wird an meinen Rolli geknotet. Tobi winkt mich zu sich heran und ich fahre an. Die Räder drehen erst einmal durch, weil die Erde auf dem Waldweg etwas feucht ist.

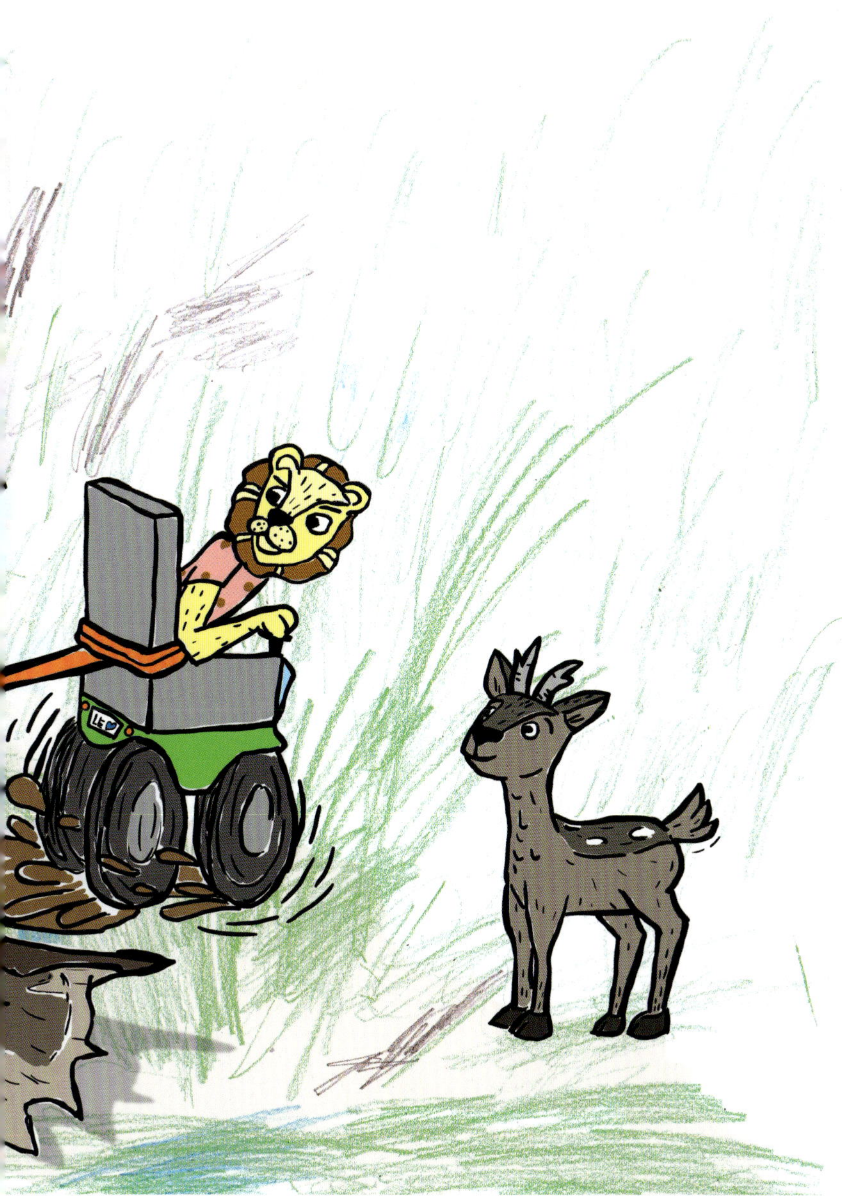

Tobi gibt mir ein Zeichen, dass ich den Turbo anschalten soll. Mein Rolli hat zu tun und ich bekomme kurz Angst, dass er kaputtgehen könnte. Für solche Aktionen ist er einfach nicht gemacht.
Doch dann bewegt sich der Baumstamm plötzlich.

Meine Freunde springen vor Freude in die Luft.
Sogar Fitz lächelt, obwohl ihm die ganze Zeit gar nicht danach zumute war.

Ich ziehe den Baumstamm so weit weg, dass Fitz bequem seine gewohnte Strecke gehen kann. Dann sitze ich im Rolli und wische mir den Schweiß aus der Mähne. Liesa fällt mir erleichtert um den Hals.

Tobi und ich schlagen ein. „Das war super!", sagt er. Fitz kommt auf uns zu. „Ihr habt mir so sehr geholfen. Es sieht zwar nicht so aus wie vorher, aber ich kann wieder meinen Weg gehen. Wenn ich Umarmungen mögen würde, dann könnte ich mich besser bei euch bedanken." „Das macht doch nichts, Fitz! Du kannst dich so bedanken, wie du möchtest", ermuntere ich ihn. „Ehren-sache!", sagt Borstel.

Fitz biegt lächelnd in seinen Weg ein. Einmal dreht er sich sogar kurz zu uns um. „Von wegen es ist nichts los im Thüringer Wald!", sage ich in unser Schweigen hinein. Meine Freunde nicken und es macht mich glücklich, dass sie dabei so zufrieden aussehen.

Auf nach Jubelleben

Unser Zug fährt gerade in den Leipziger Hauptbahnhof ein und ich fühle ein Kribbeln im Bauch. Ich freue mich so, wieder zu Hause zu sein. In meinem Gepäck habe ich viele Erinnerungen.

Eddy ist mit Hannah aus Berlin gekommen. Sie stehen am Bahnsteig und erwarten uns. Was für ein schönes Wiedersehen. „Was habt ihr ohne mich erlebt?", will Eddy wissen. „Wir haben einen kleinen Hirsch gerettet", sage ich und erzähle Hannah und Eddy von unserem Abenteuer. Sie sind ganz beeindruckt. „Und du? Wirst du jetzt Artist?", will ich von Eddy wissen.

Wir sind noch nicht mal am Aufzug, da erzählt er von seiner neusten Idee. „Ich werde kein Artist, sondern Bürgermeister!"

Eddy will eine Stadt für alle gründen. Sie soll Jubelleben heißen, weil dort alle Einwohner Grund zum Jubeln haben.

Das liegt daran, dass sie ein schönes und selbstbestimmtes Leben führen.

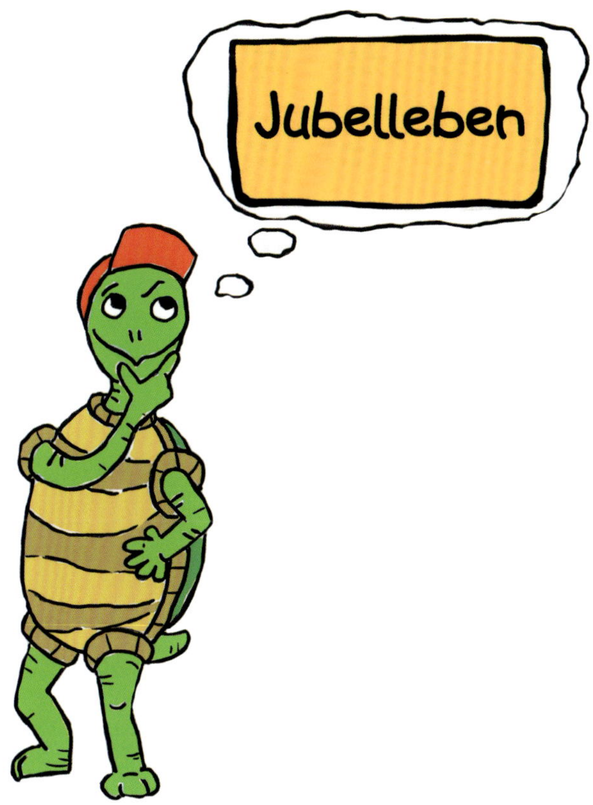

Die Stadt ist inklusiv und barrierefrei. Das heißt, dass alle Bedürfnisse von Menschen mit Behinderung bedacht werden. Niemand muss sich hier alleine oder wertlos fühlen.

Ich und die anderen sollen natürlich mit nach Jubelleben kommen. Wir wissen ja jetzt, dass WOHN:SINN e.V. uns bei der Gründung einer inklusiven Wohngemeinschaft helfen kann.

Wie würde euer Jubelleben aussehen? Denkt daran, es muss nicht alles perfekt sein! Inklusion beginnt im Kopf.

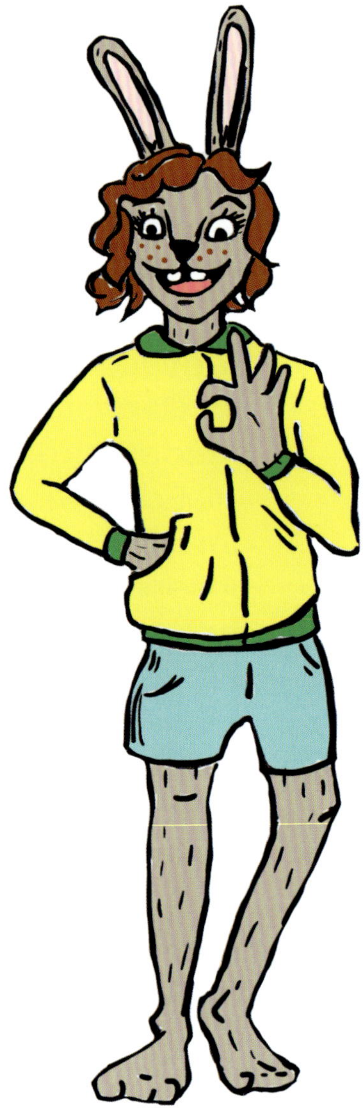

Die nächsten Seiten geben euch ein paar Anregungen, worauf es ankommt...

Braille-Alphabet

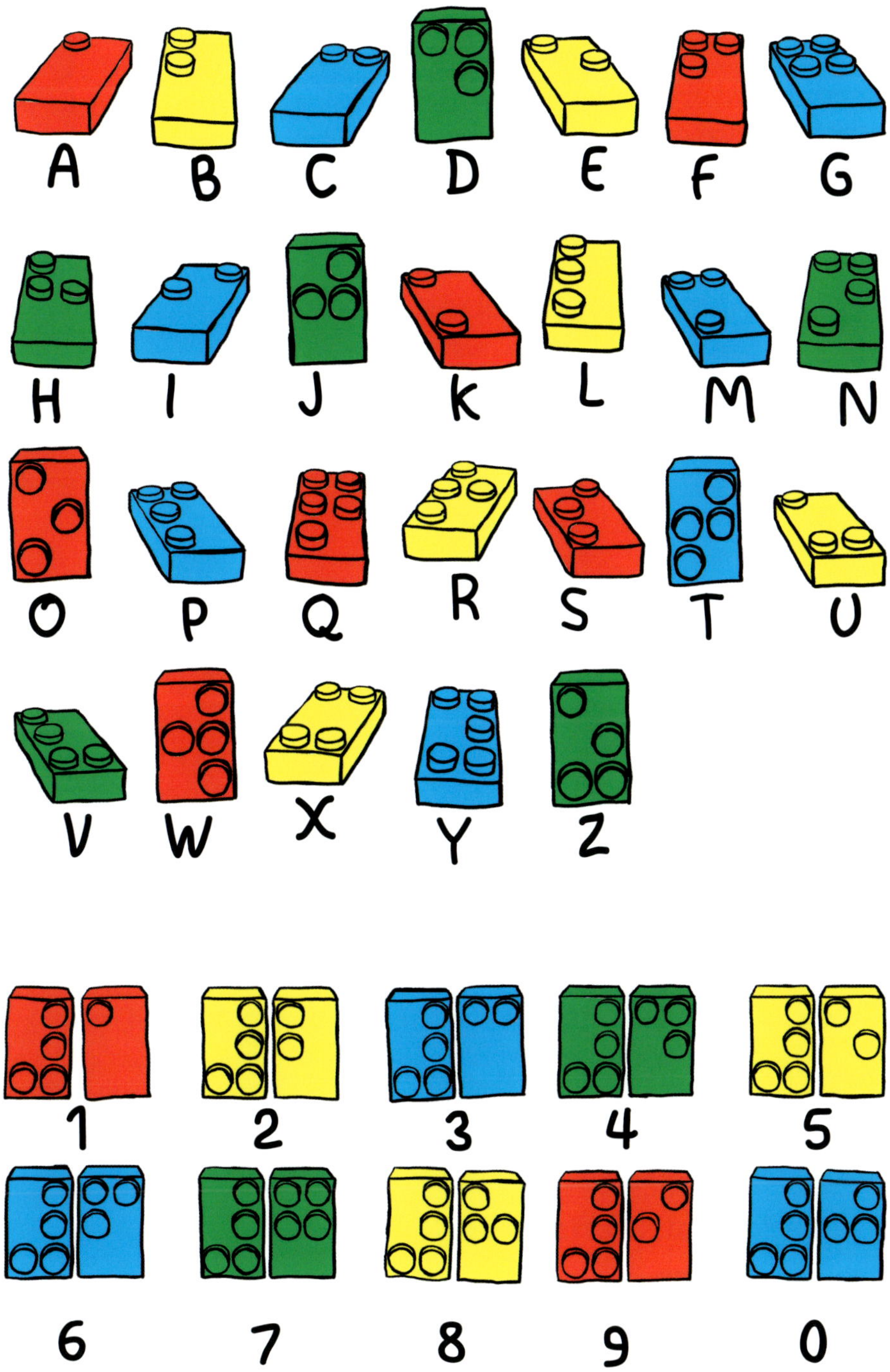

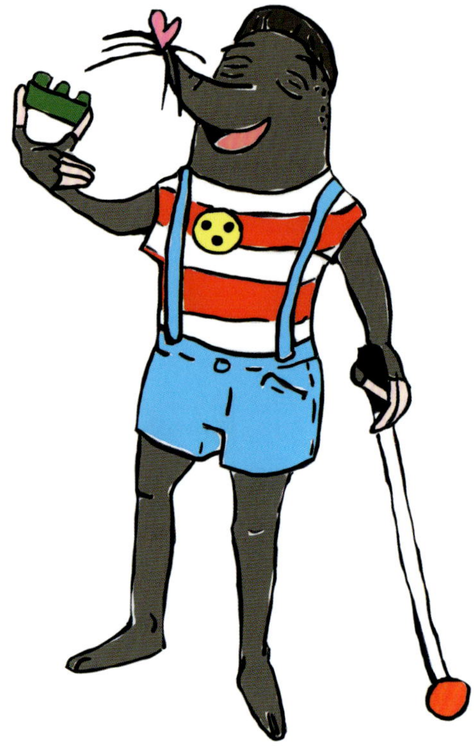

Wisst ihr eigentlich, wie Brailli liest?
An dieser Stelle zeigt er es euch.
Für blinde und sehbehinderte Personen gibt es Braille-Schrift. Sie wurde nach ihrem Erfinder Louis Braille benannt.

Lego® hat ein tolles Projekt namens „Braille Bricks“ erfunden. Sie haben ihre Bausteine mit Braille-Buchstaben hergestellt. So können blinde und sehbehinderte Kinder Braille-Schrift lernen und haben Spaß dabei.

Brailli hat eine Box mit den „Braille Bricks“ aus dem Deutschen Zentrum für barrierefreies Lesen (dzb lesen) in Leipzig ausgeliehen. Mit den LEGO®-Steinen kann er euch das Braille-Alphabet erklären.

Jeder Buchstabe besteht aus einer Grundform mit 6 Punkten. Sie unterscheiden sich dadurch, dass bestimmte Punkte erhöht und andere flach sind. Die erhöhten Punkte können mit den Fingerspitzen erfühlt werden.

Das ist gar nicht so einfach. Fragt mal eure Eltern nach einer Medikamentenpackung. Dort werdet ihr eingeprägte Brailleschrift finden und könnt es ausprobieren.

Grundform
(besteht aus 6 Punkten)

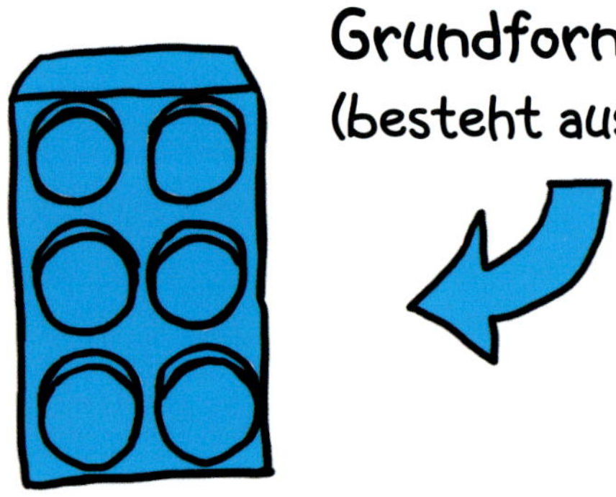

Zahlenzeichen
(muss vor jeder Zahl stehen)

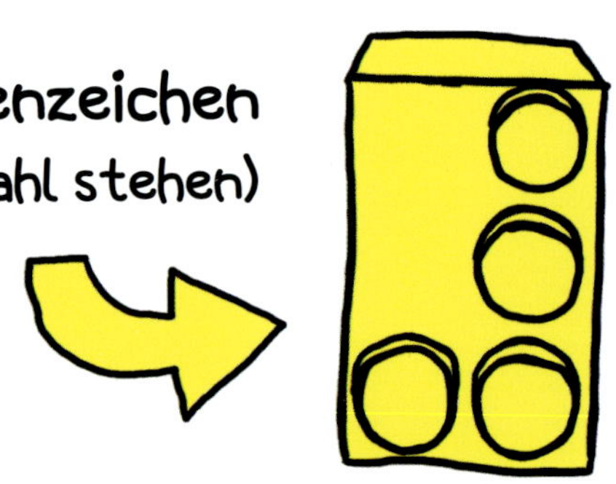

Male die Lego®-Braille-Steine so aus, dass du Brailli „Hallo“ sagst!

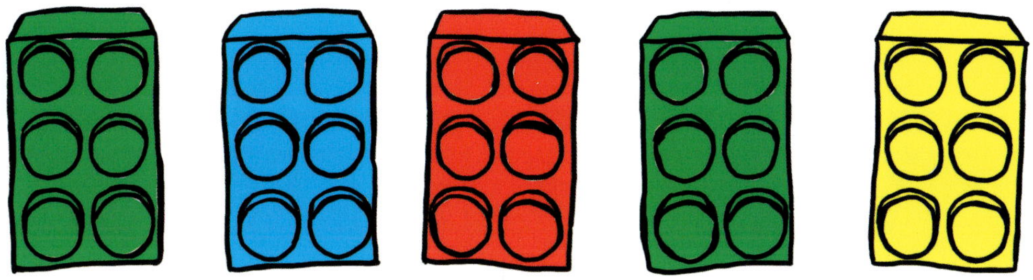

Brailli hat einen neuen Begleiter. Male ihn aus und gib ihm einen Namen.

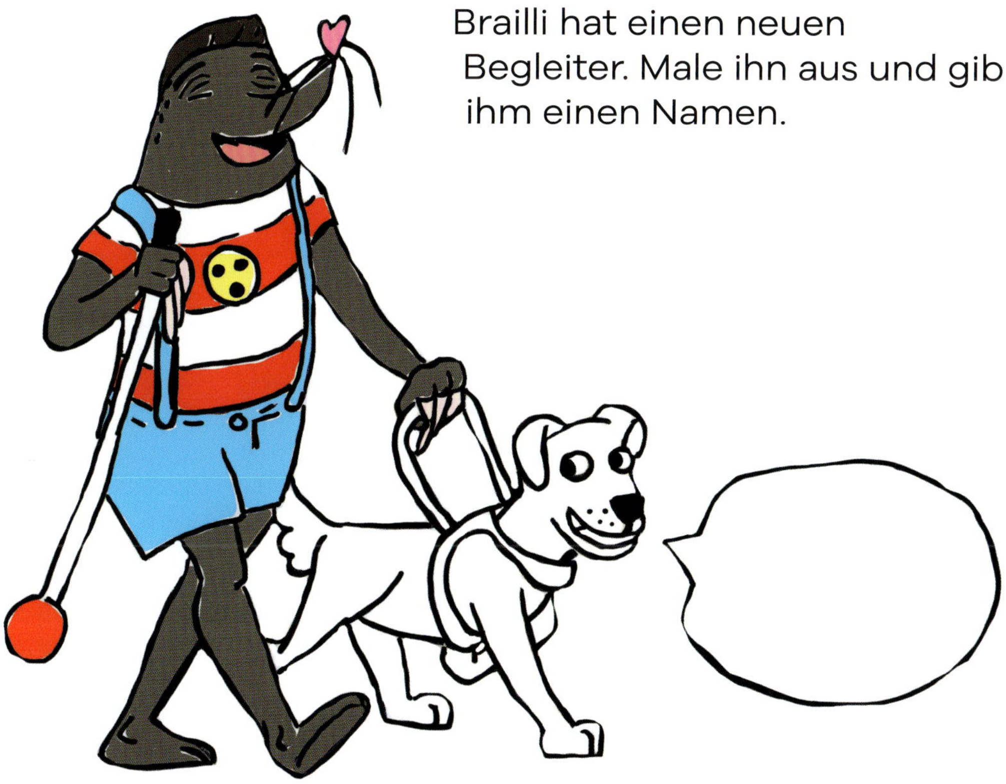

Fingeralphabet

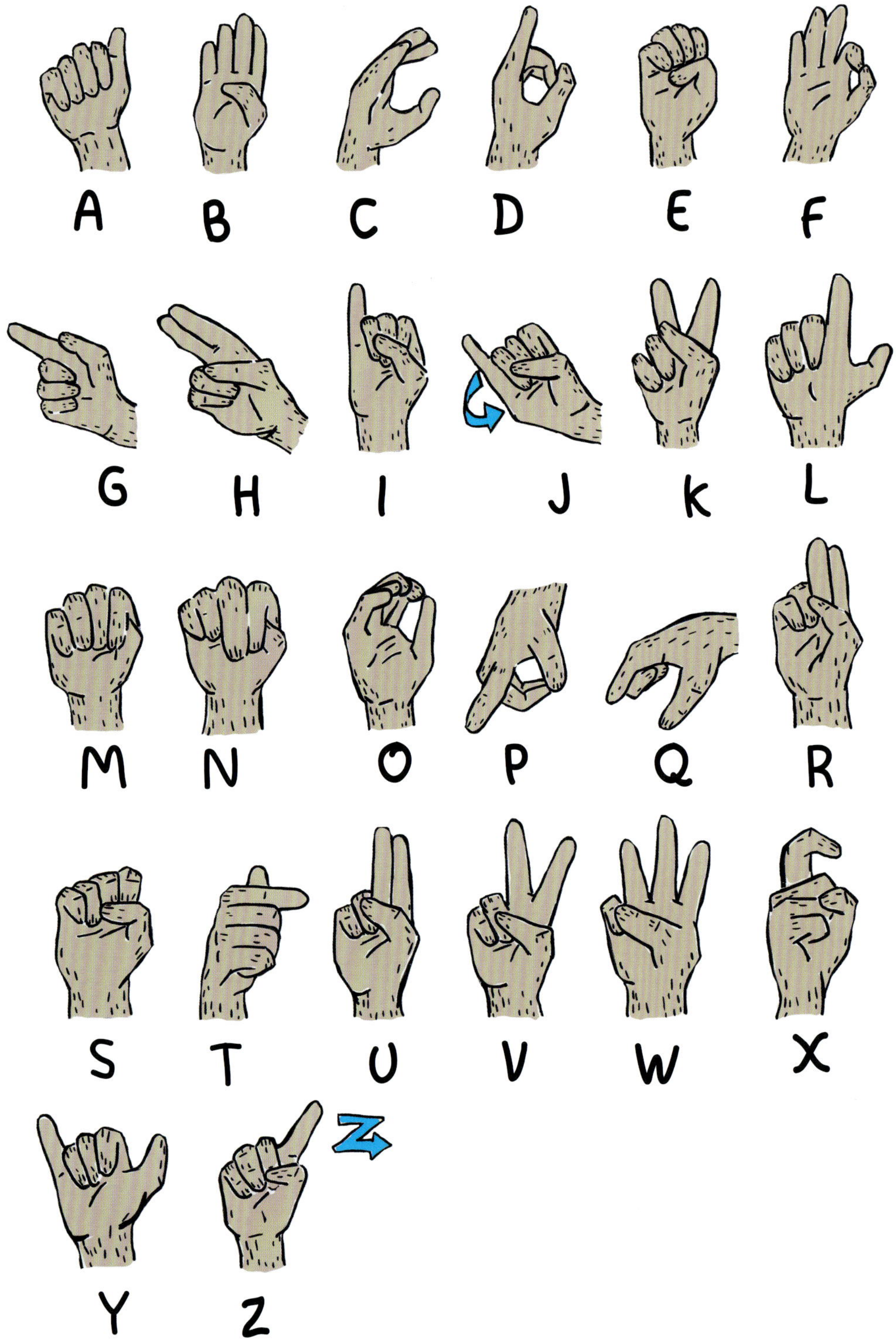

Liesa gebärdet den ersten Buchstaben ihres Vornamens.

Schau ins Fingeralphabet und gebärde Liesa deinen ersten Buchstaben!

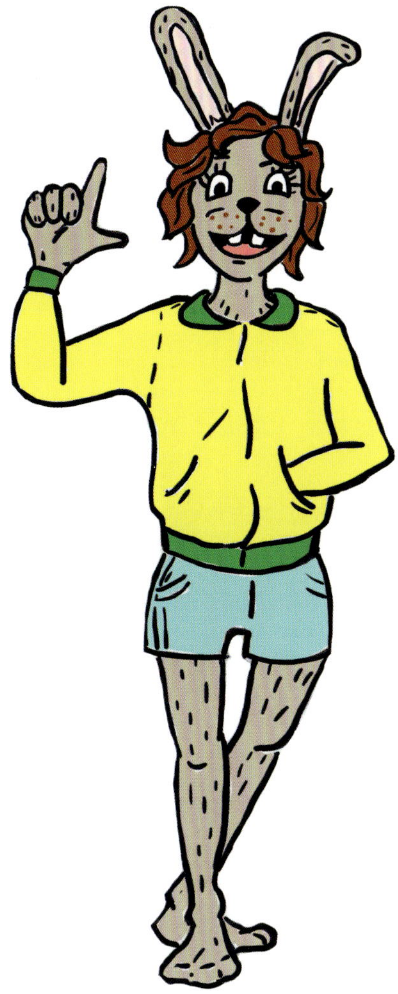

Oh nein! Tobi hat sein Hörgerät verloren. Führe ihn durch das Labyrinth, damit er es wiederfindet!

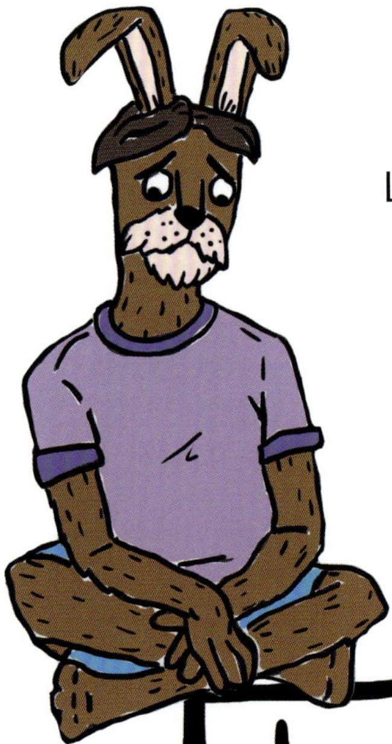

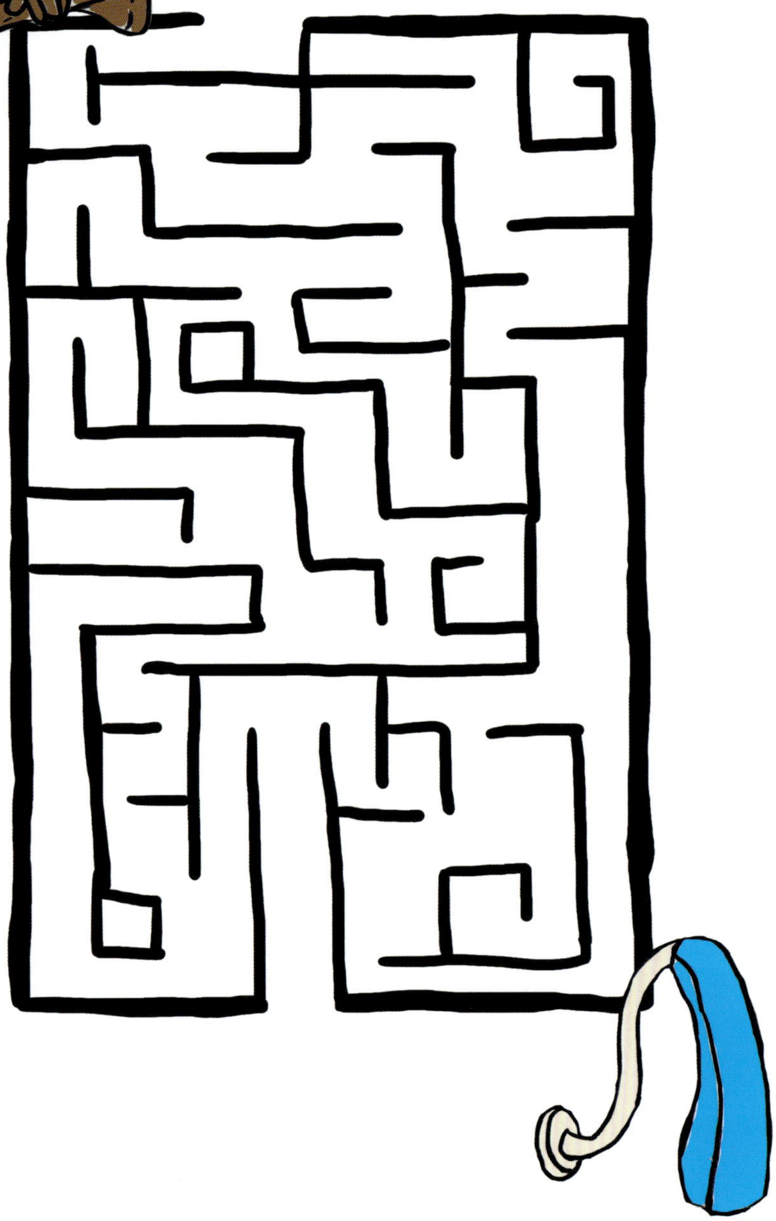

Ohne seinen Sprachcomputer (Talker) kann Borstel mit niemandem sprechen! Geh mit ihm auf die Suche nach dem richtigen Hilfsmittel!

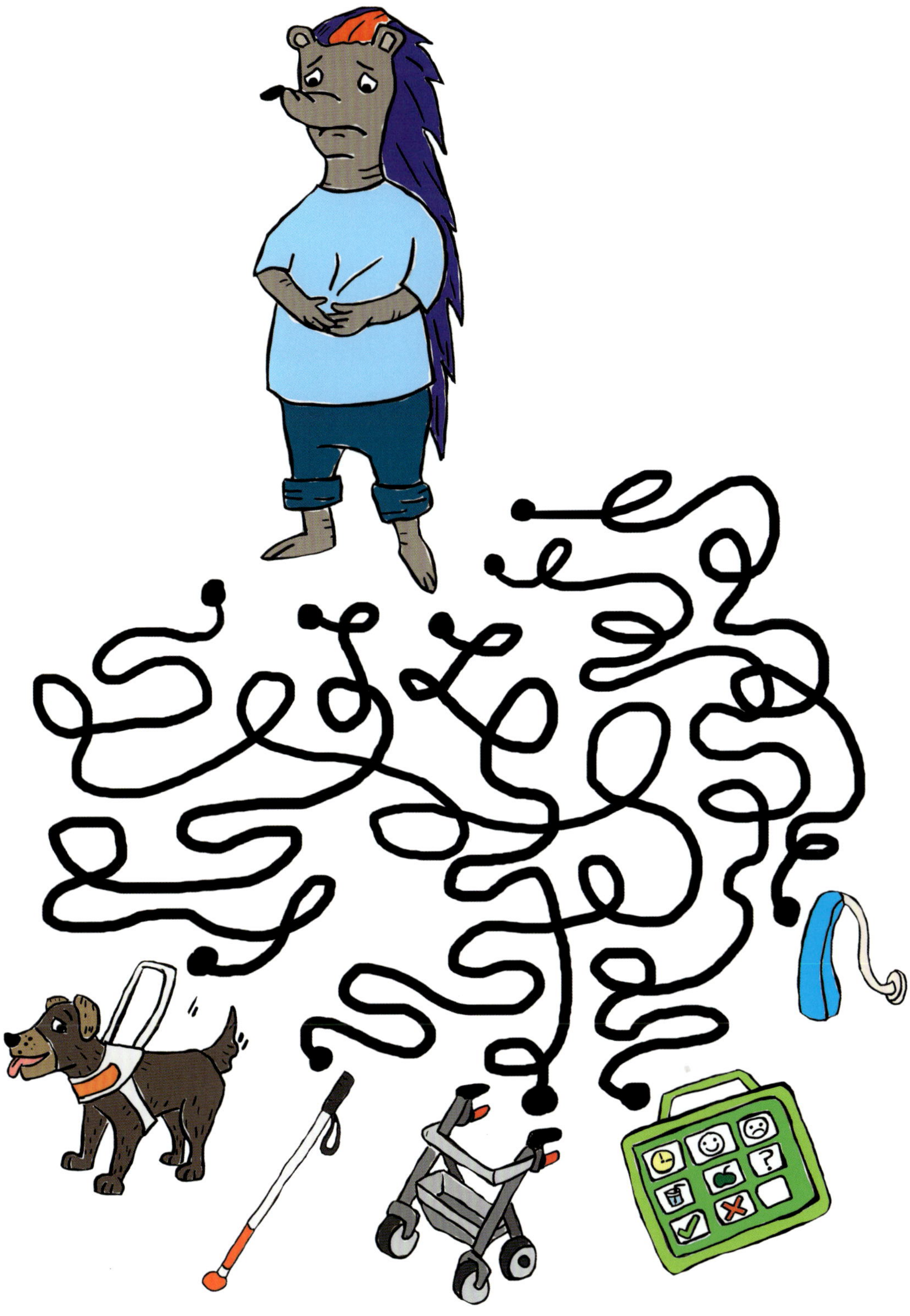

Piktogramme

Piktogramme sind einfache Zeichen, die schnell und ohne Worte zu verstehen sind.

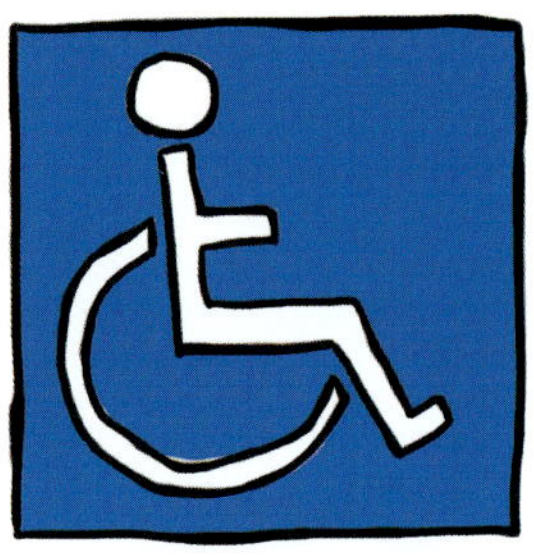

Gebäude für Rollstuhlfahrer zugängig

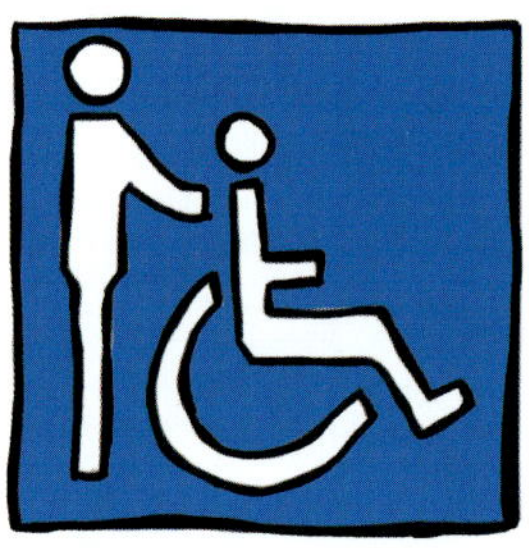

Gebäude für Rollstuhlfahrer eingeschränkt zugängig

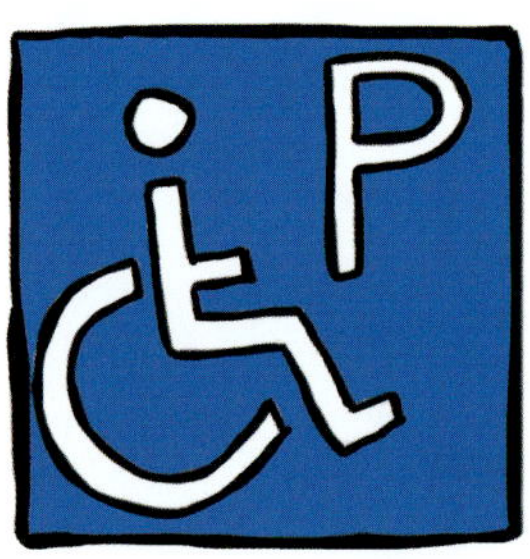

Behindertenparkplatz

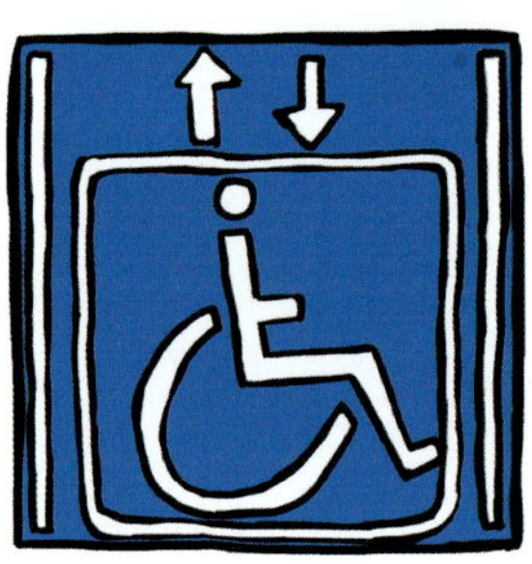

Aufzug für Rollstuhlfahrer zugängig

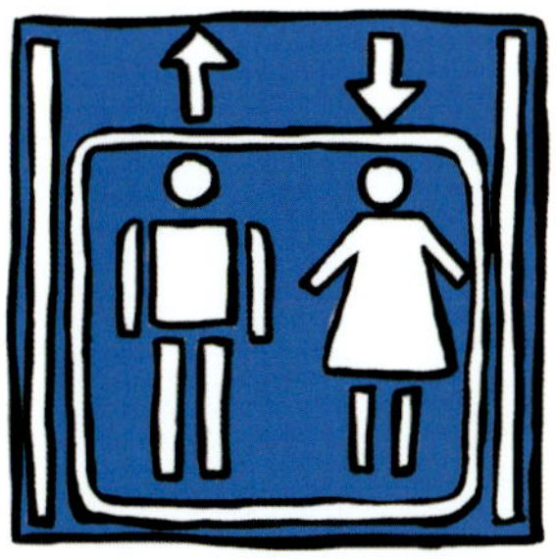

Aufzug für Rollstuhlfahrer eingeschränkt zugängig

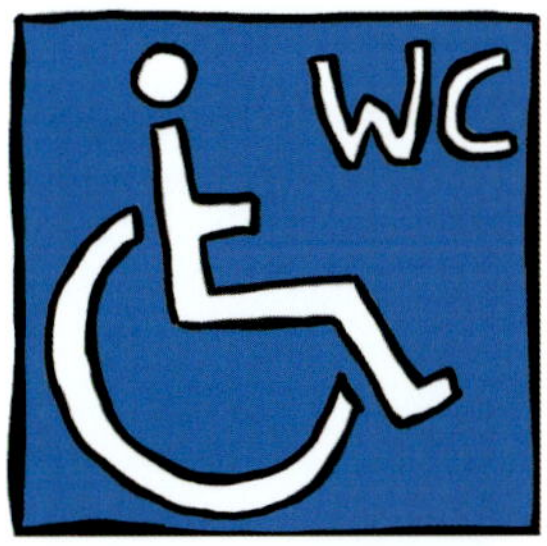

Toilette für Rollstuhlfahrer nutzbar

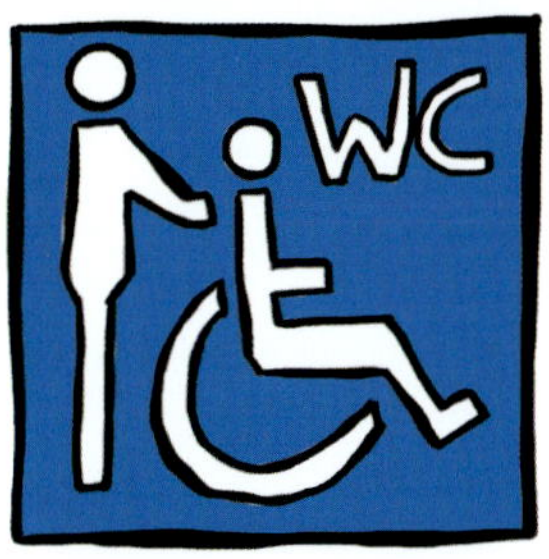

Toilette für Rollstuhlfahrer eingeschränkt nutzbar

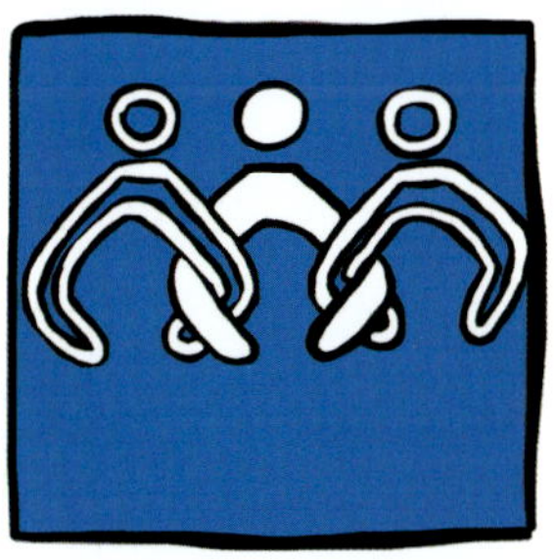

Spezielle und persönliche Hilfeleistungen

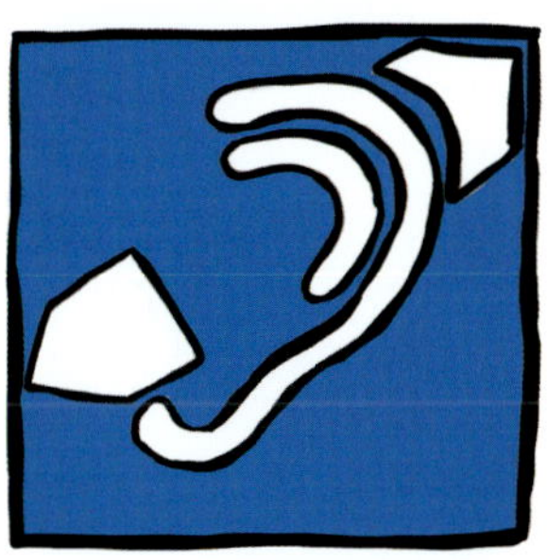

Hilfe für Hörgeschädigte

Hilfe für sehbehinderte und blinde Menschen

Wenn du die Punkte miteinander verbindest, erhältst du ein Piktogramm, das für Tobi sehr wichtig ist.

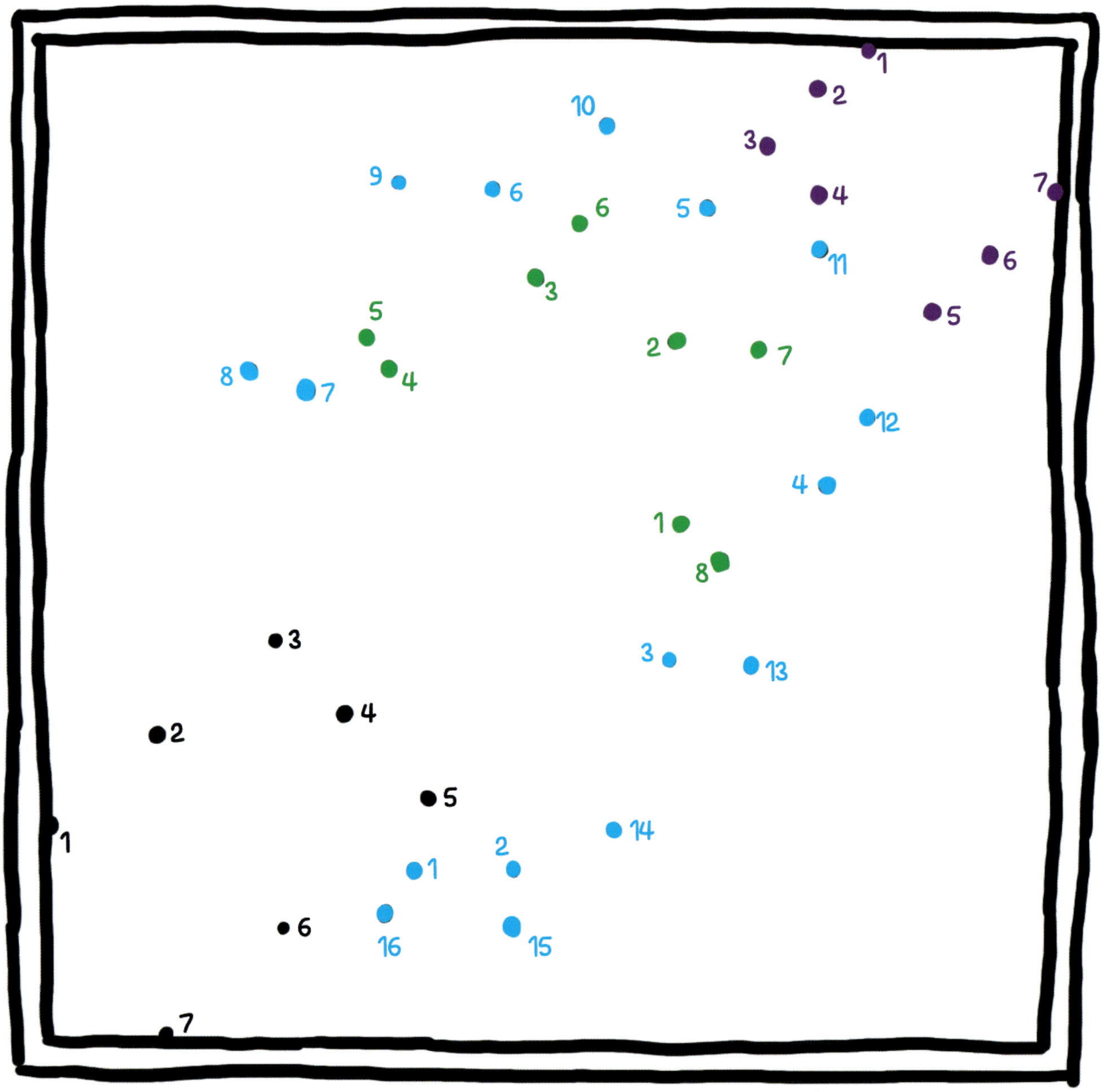

Leon möchte einen Ausflug machen und bucht dafür den Fahrdienst des Behindertenverbandes Leipzig e.V. Welches Hilfsmittel braucht er, um in das Auto zu gelangen?
Zeichne das Hilfsmittel ein und male das Auto bunt an!

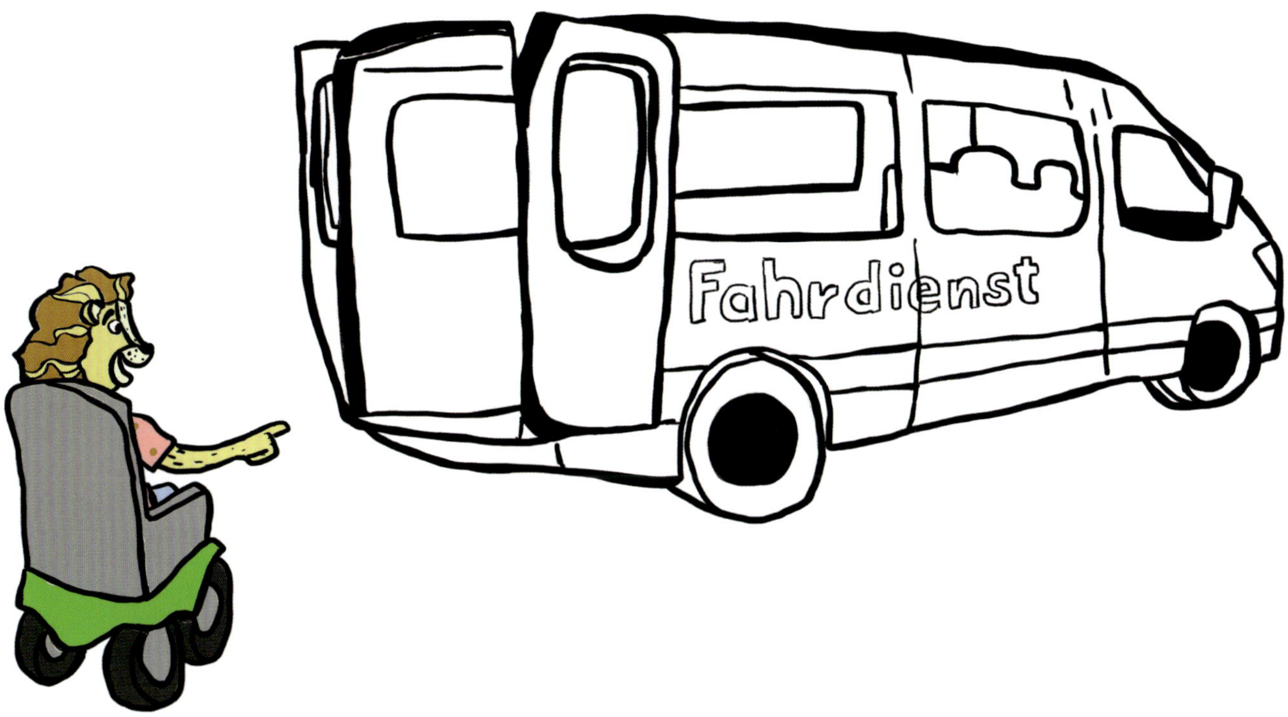

Leichte Spache

Unser Freund Eddy hat eine Lernbehinderung. Er versteht manche Dinge nicht so schnell.

Deswegen ist es wichtig, dass wir Leichte Sprache benutzen, wenn wir mit ihm reden.

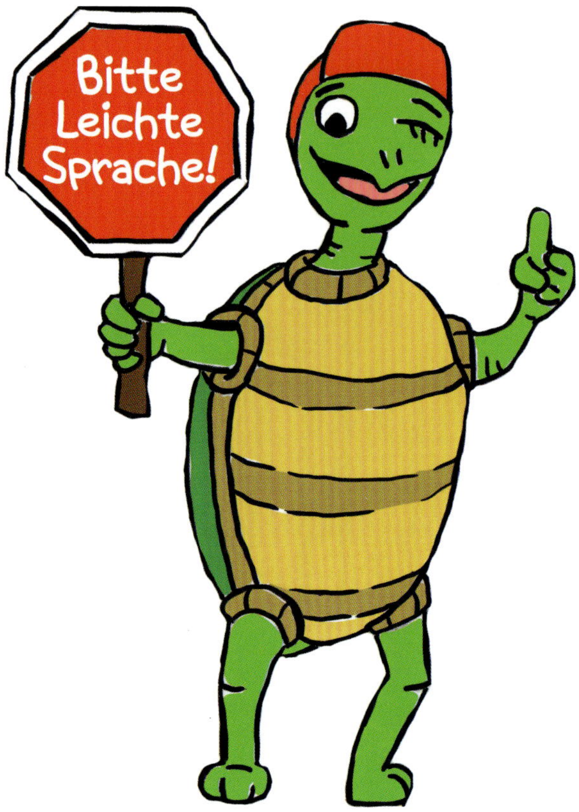

Es gibt viele Regeln für Leichte Spache. Hier sind einige aufgezählt:

1. einfache und bekannte Wörter benutzen
2. Dinge immer mit den gleichen Wörtern bezeichnen
3. kurze Sätze
4. nur eine Aussage pro Satz
5. keine Redewendungen
6. in der Gegenwartsform erzählen
7. freundlich und höflich sprechen
8. Menschen mit Lernschwierigkeiten um Rat fragen

Weil man in Jubelleben Leichte Sprache benutzt, kann Eddy alles verstehen. Deshalb macht er einen schildkröt-tastischen Luftsprung, so dass ihm sogar seine Mütze vom Kopf rutscht.

Male Eddy aus!

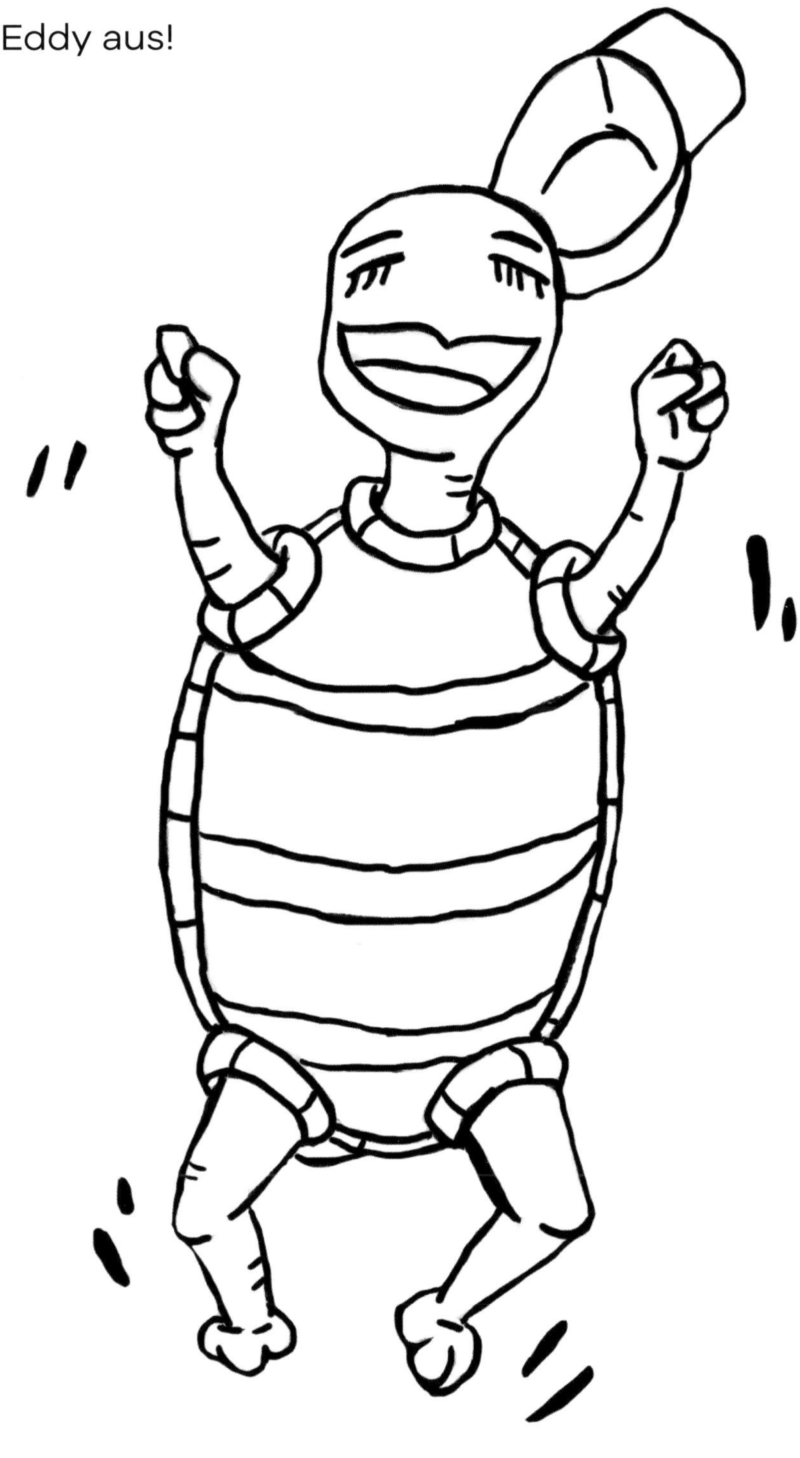

Danksagungen

Kurt und Stephanie Barfknecht, Blaue Karawane e.V. und BlauHaus Bremen und Herrn Fitz Dennig, Circus Sonnenstich und Michael Pigl-Andrees, Deutsche Bahn-Pressestelle für Sachsen, Sachsen-Anhalt und Thüringen und Frau Susan Constantinescu, Deutsches Zentrum für barrierefreies Lesen in Leipzig (dzb lesen) und Frau Caroline Schürer, Marianne Dietzsch, Evangelische Kirchgemeinde Trier und Pfarrer Matthias Ratz und Frau Christiane Schmitz, „Ich will da rauf" e.V. (IWDR) aus München und Frau Katrin Eisenhofer, Frau Lena Frank und Frau Rebekka Rist, Generationenhof gGmbH, Isabel Herling, Polly Charlotte Höhle, KTL Kur und Tourismus Bad Langensalza GmbH / Organisation Baumkronenpfad und Frau Diana Ludwig, LEGO®-Braille Bricks, Makna Studio for „Space Kids" , Astrid Oltmann, Miriam Pfeiffer, Pfeffersport e.V. aus Berlin und Herrn Stefan Seidel, Herrn Jörg Zwirn und Herrn Christoph Pisarz, Städtischer Eigenbetrieb Behindertenhilfe (SEB) – Eigenbetrieb der Stadt Leipzig, PRO Unterstützte Kommunikation (PUK) und Frau Maria Geißler, Schokoladenmuseum Köln und Herrn Thomas Schiffer, Städtisches Behindertenzentrum Dr. Dormagen-Guffanti (Soziale Betriebe Köln) und Herrn Ties Kollenrott, Willi Thomas, Universum Bremen und Frau Svenja Peschke, WOHN:SINN e.V. aus München und Herrn Tobias Polsfuß und Herrn Pierre Zinke, Anette Walther, Konrad Walther, Kassandra Wedel, André Winkler, Jörg Winkler

Projektvorstellungen

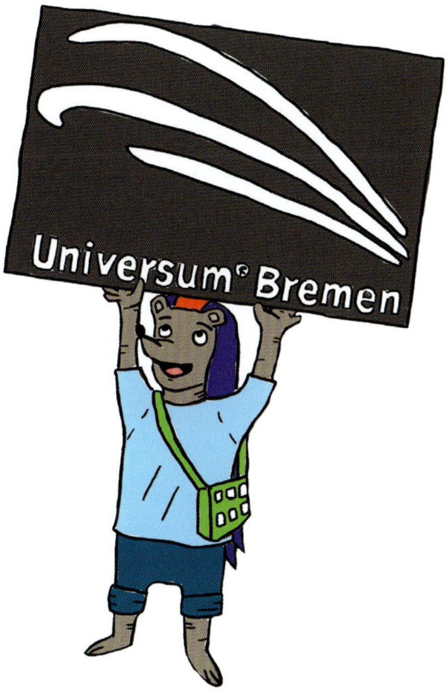

Universum Bremen

Das Universum Bremen ist ein Wissenschaftscenter mit Erlebnischarakter, das im Jahre 2000 eröffnet wurde. Die interaktive Form des Museums ermöglicht es den Besucherinnen und Besuchern, naturwissenschaftliche Phänomene mit den eigenen Sinnen zu erleben.

BlauHaus

BlauHaus
Blaue Karawane

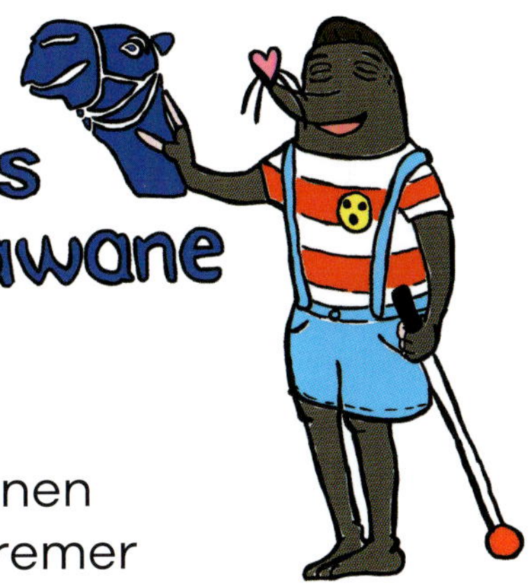

Das BlauHaus ist das bisher größte inklusive Wohnprojekt Deutschlands.
Im Jahre 2019 bezogen die ersten Mieterinnen und Mieter den Gebäudekomplex in der Bremer Überseestadt. Initiiert wurde es vom Verein Blaue Karawane e.V., der sich seit mehr als 30 Jahren für Menschen mit psychischen Erkrankungen einsetzt.

Schokoladenmuseum Köln

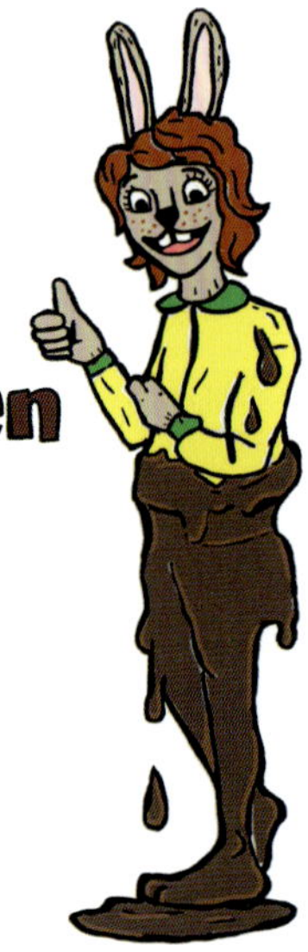

Das Schokoladenmuseum Köln wurde 1993 vom Schokoladenfabrikanten Hans Imhoff eröffnet. Die Ausstellung zeigt die Geschichte und Herkunft von Schokolade und geht auf frühere und heutige Herstellungsmethoden ein.

"Ökologische Nischen" / Soziale Betriebe Köln Longerich

Das Behindertenzentrum Dr. Dormagen-Gruffanti gehört zu den Sozialen Betrieben Köln. An diesem Standort ermöglicht eine große grüne Anlage das Projekt „Ökologische Nischen“, das Natur für unterschiedliche Menschen erfahrbar macht.

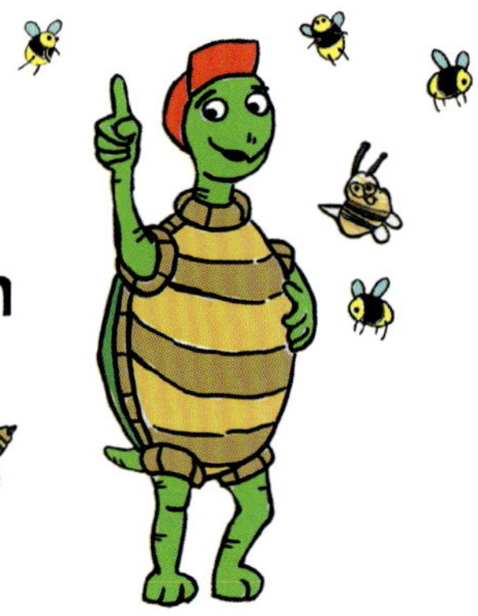

Wohn:Sinn - Bündnis für inklusives Wohnen e.V.

Bei diesem Projekt handelt es sich um eine Onlineplattform für inklusives Wohnen. Neben einem Blog, der über das Leben in einer inklusiven Wohngemeinschaft berichtet, bietet WOHN:SINN eine Wohnbörse und Hilfe bei der Gründung inklusiver Wohnprojekte an.

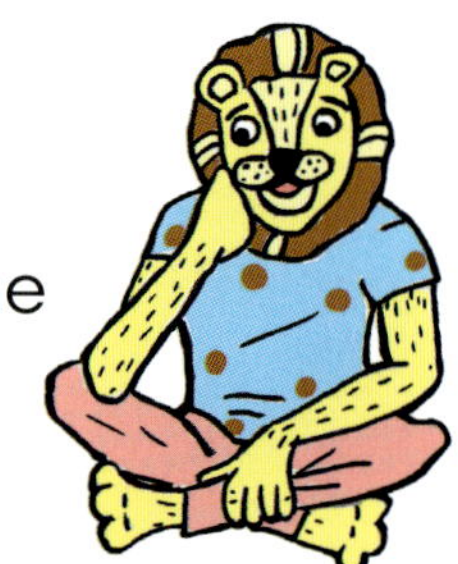

"Ich will da rauf!" e.V. (IWDR)

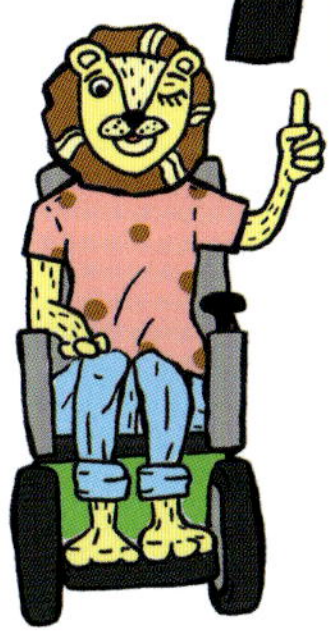

„Ich will da rauf!" e.V. organisiert seit 2008 regelmäßige, betreute Klettergruppen für Menschen mit und ohne Beeinträchtigungen. Es handelt sich dabei um körperliche Behinderungen, chronische Erkrankungen und auch kognitive Beeinträchtigungen. Die Mitglieder sind zwischen 6 und 83 Jahre alt.

Circus Sonnenstich

Der vor über 20 Jahren in Berlin gegründete Circus Sonnenstich hat seine Wurzeln im Theater Rambazamba. Das inklusive Konzept beider Institutionen bietet vor allem Menschen mit Trisomie 21, aber auch Menschen mit anderen Lernschwierigkeiten, eine Entfaltungsmöglichkeit. Sie agieren als Artistinnen und Artisten, Zirkustrainerinnen und Zirkustrainer.

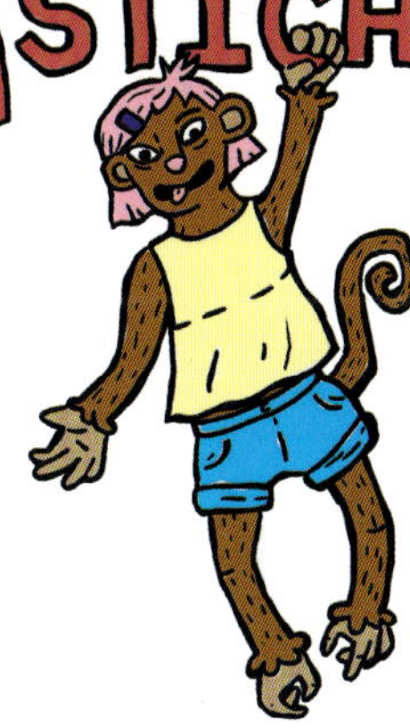

Pfeffersport e.V.

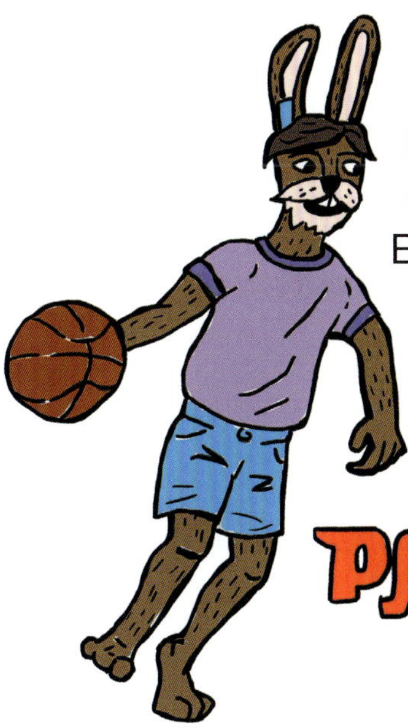

Nach dem Motto „Vielfalt in Bewegung" hat Pfeffersport e.V sich seit den 90er-Jahren zum größten Kinder- und Inklusionssportverein Berlins entwickelt. Seinen Sitz hat er im Prenzlauer-Berg. Das Pankow-Festival ist das alljährliche Vereinsfest von Pfeffersport e.V. und findet u.a. vor der Max-Schmeling-Halle statt.

Jubelleben

Dieses Projekt geht uns alle etwas an und zusammen können wir es gestalten. Inklusion kann gelingen, wenn wir es wollen.

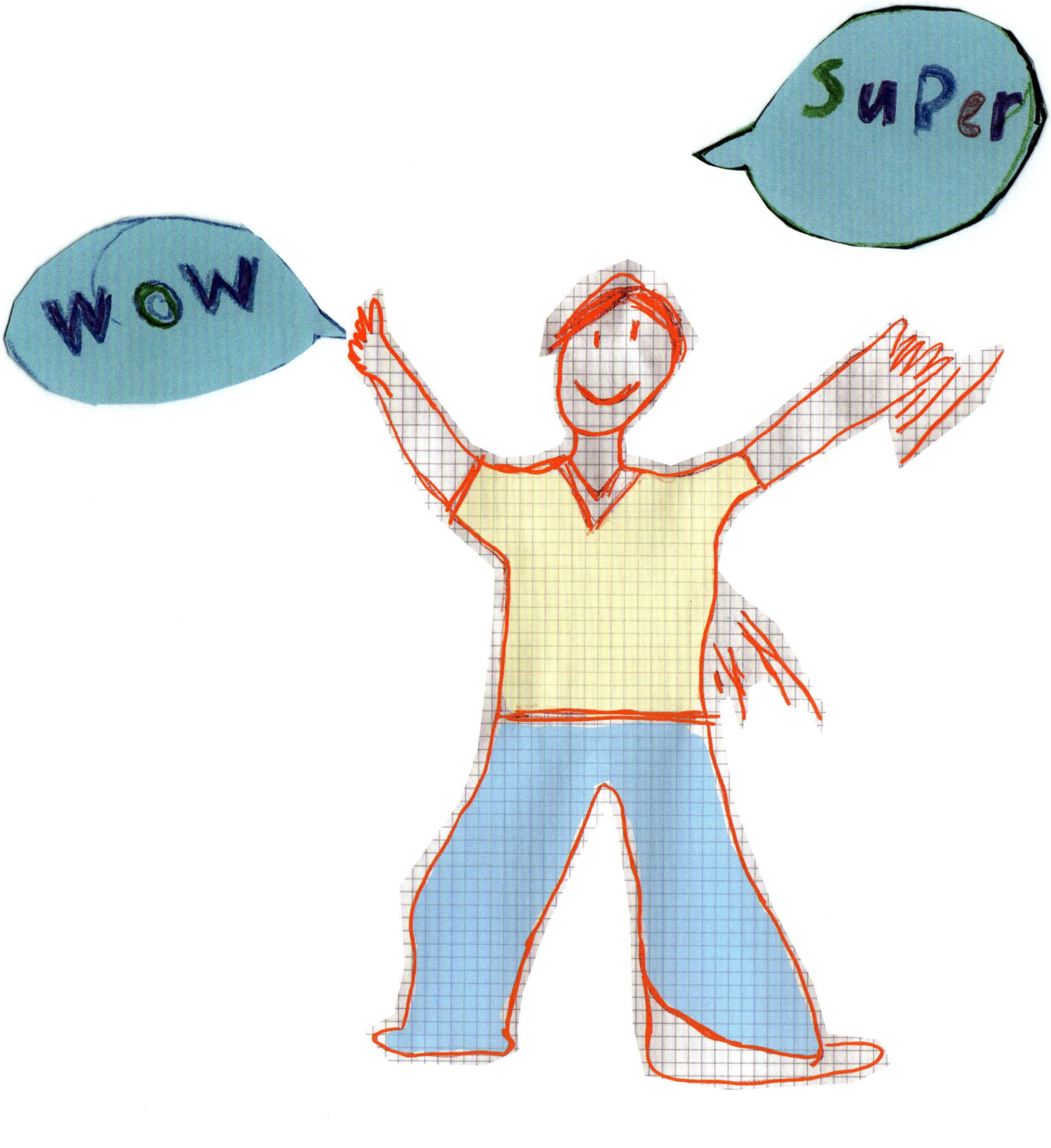

"Barrierefreiheit spielend lernen"
Das Lernkofferprojekt des Behindertenverbandes Leipzig e.V.

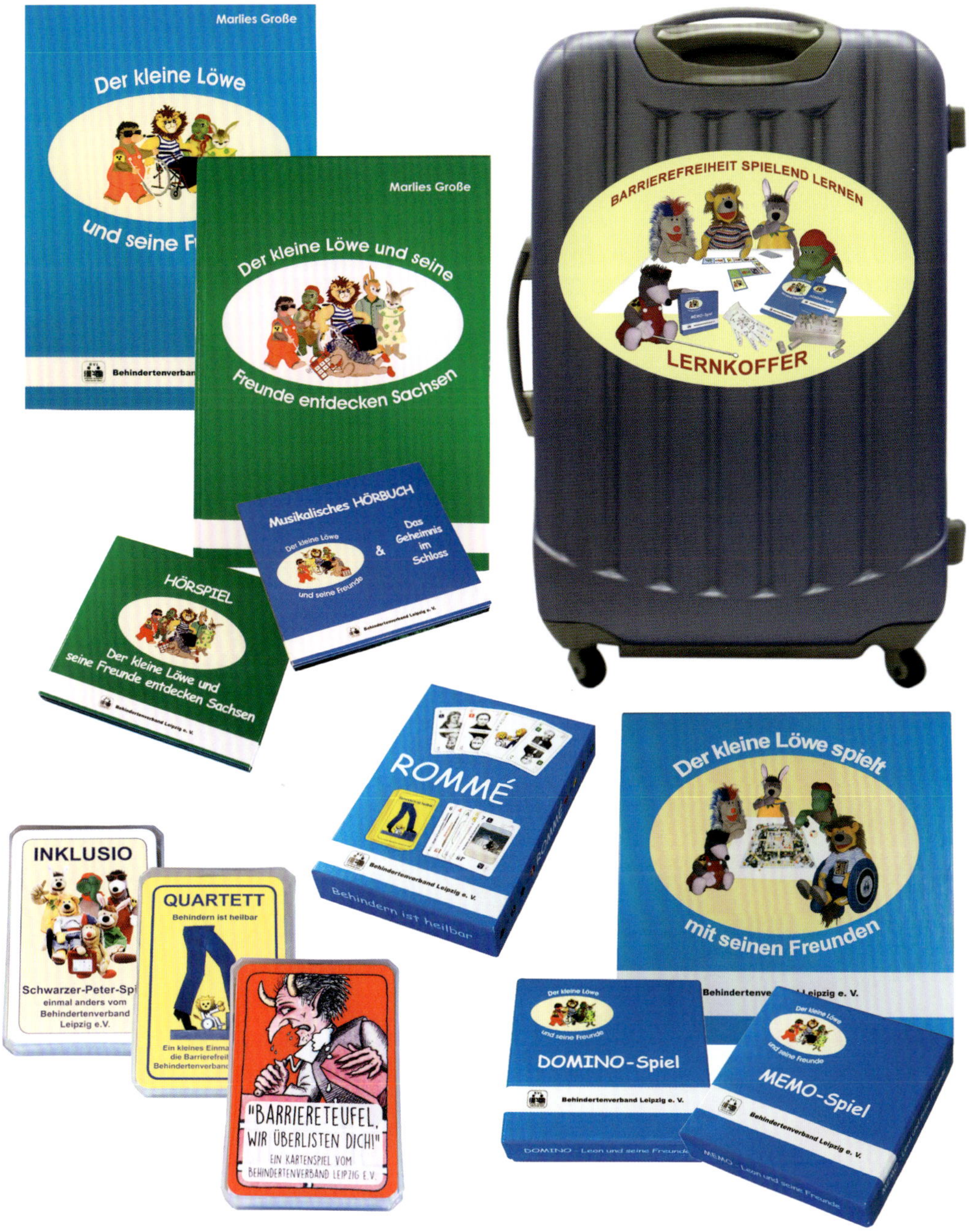

Der Lernkoffer wurde vom Behindertenverband Leipzig e.V. entwickelt. Er enthält Bücher, Hörspiele, Handpuppen, Spiele und Hilfsmittel zum Ausprobieren. Diese Materialien dienen der spielerischen Sensibilisierung von Vor- und Grundschulkindern bezüglich der Themen Barrierefreiheit und Inklusion. Sachsenweit kann der Lernkoffer an 50 Stationen ausgeliehen werden.

Weitere Informationen unter:
www.behindertenverband-leipzig.de

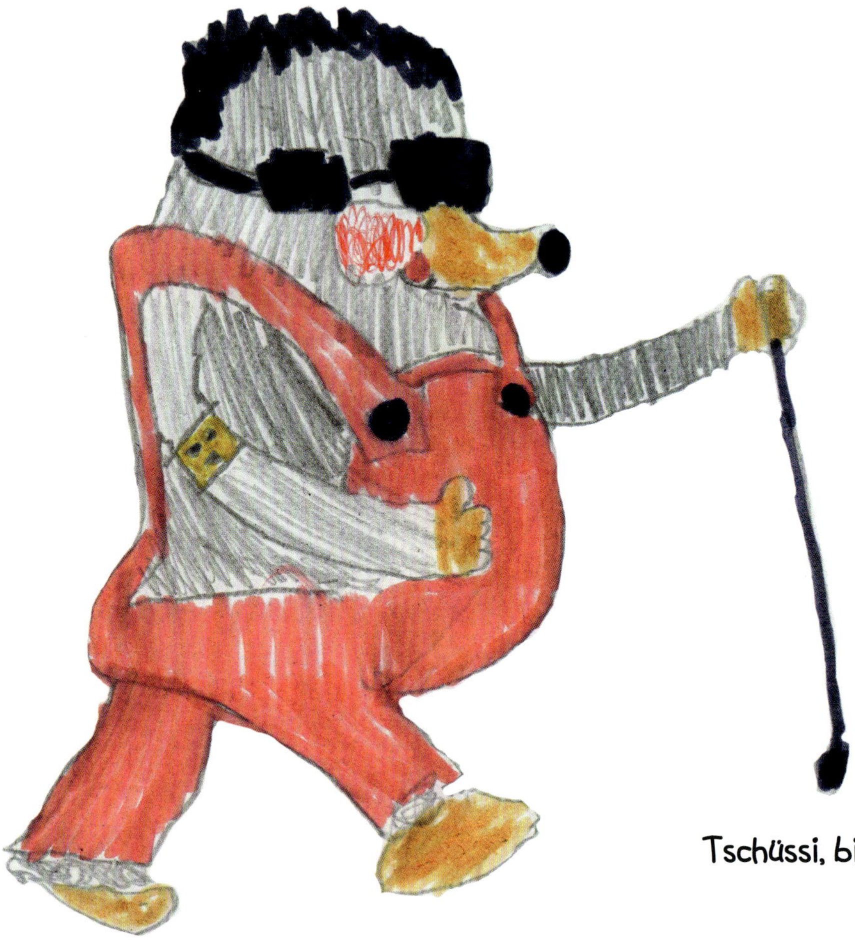

Tschüssi, bis zum nächsten Buch!